Inhalt

W0236690

Geleitwort

Von Prof. Fritz Wallner

Heilen ist in der modernen Gesellschaft ein Beruf geworden, tatsächlich ist es aber eine elementare menschliche Tätigkeit. Ihr Platz in der Skala zwischenmenschlicher Beziehungen liegt zwischen den unmittelbaren menschlichen Begegnungen wie Liebe und Hass und den reflektierten Strukturen menschlichen Handelns und Lebens, wie sie die Religionen anbieten. Heilen hat aber andere Erfahrungen zugrunde liegen als es die Erfahrungen sind, auf welchen die Religionen aufbauen. Die Erfahrungen des Heilens bleiben in stärkerem Maße mit der Natur verbunden und erzeugen deshalb von sich aus das Bedürfnis nach einer umfassenden Erklärung aus der Natur. Solche Erklärungen liefern die großen Medizinsysteme der Menschheit. Von Medizin kann man sprechen, sobald Heilen sich aus einem Erklärungssystem begründet und versteht. Dies scheint uns zunächst ein Fortschritt zu sein, ist es aber nicht in jeder Hinsicht.

Die größten und einflussreichsten Medizinsysteme der Gegenwart sind die westliche Schulmedizin und die Traditionelle Chinesische Medizin. Beide sind inkompatibel, das heißt nicht ineinander auflösbar. Sie stellen die grundsätzlichen Denkmöglichkeiten der Menschheit im Hinblick auf Heilen und Medizin dar. Wir sind uns natürlich bewusst, dass es daneben eine Reihe anderer interessanter und bedeutender Medizinsysteme gibt. Doch wollen wir die beiden genannten Paradigmen als Ausgangspunkt verwenden, um uns einem angemessenen Verständnis des Reiki zu nähern.

Die Schulmedizin ist gekennzeichnet durch die Abwendung von der traditionellen europäischen Medizin hin zur Naturwissenschaft. Diese Wende ist erst 200 Jahre alt und insofern im Vergleich zu den meisten Medizinsystemen jüngeren Datums. Durch die Hinwendung zur Naturwissenschaft übernahm die Schulmedizin natürlich auch alle Vorzüge, Voraussetzungen und Nachteile von dieser. Die Vorzüge liegen im rational diskutierbaren, gezielten Eingreifen in Naturvorgänge. Freilich sind mit diesen offenkundigen Vorzügen auch schwere Nachteile verbunden: die Natur wird instrumentalisiert; ihre Selbstständigkeit bleibt größtenteils unbegriffen; sie ist der außerwissenschaftlichen Reflexion des Schulmediziners überlassen.

Der Preis, um den die Verfügbarkeit der Natur gekauft wird, ist nicht niedrig. Dies wird uns klar, wenn wir uns der Voraussetzungen der europäischen Naturwissenschaft, welche auch die Voraussetzungen der Schulmedizin geworden sind, bewusst werden. Diese Voraussetzungen liegen zum einen Teil im Begriff der Erfahrung, welcher nunmehr als einzig zulässig anerkannt wird, und in der Art des Denkens, das hier gefordert wird.

Erfahrung gilt nur dann als wissenschaftlich, wenn Subjektivität zur Gänze ausgeblendet wird und der menschliche Beobachter prinzipiell durch eine Maschine ersetzt werden kann. Hier wird uns mit aller Deutlichkeit bewusst, wie fern diese Vorgangsweise der Idee des Heilens liegt; wie viel aufgegeben wird, um sich Wissenschaftlichkeit zu erkaufen.

Ein anderes grundlegendes Gebot europäischer Naturwissenschaft ist das lineare Denken. Da hier nur das als wirklich anerkannt wird, was zum Gegenstand gemacht werden kann, und jede Form der Selbstreflexion ausgeschlossen werden muss, bleibt all jenes außen vor, was wir mit Geist oder Seele verbinden.

Wer sich diese Voraussetzungsstruktur klar macht, wundert sich nicht mehr, dass die Psychosomatik für den Schulmediziner ein äußerst schwieriges Terrain ist. Ihre Schwierigkeit ist nicht „naturgegeben", sondern eine Konsequenz der wissenschaftlichen Struktur der Schulmedizin, ein Konstrukt der Methode.

Natürlich ist uns bekannt, dass der gute Arzt in der Lage ist, sich von Fall zu Fall aus den Fesseln seiner Wissenschaft zu befreien; doch er begibt sich in diesem Fall in die Ungewissheit einer Doppelexistenz: Der eine Teil seines beruflichen Ichs ist von der Schulmedizin besetzt, der andere Teil ist offen für eine andere Art des medizinischen Denkens. Hier liegt die Chance und die Bedeutung des vorliegenden Buches.

Um weitere Verständnishindernisse und mögliche Missverständnisse auszuräumen, sollen wir aber nun auch einen Blick auf die Traditionelle Chinesische Medizin werfen. Sie ist gänzlich verschieden zur Schulmedizin, aber in ihrem Anspruch an Wissenschaftlichkeit und – wie man heute mehr und mehr sieht – auch in ihrem Erfolg der Schulmedizin gleichwertig. Ihr gelingt es, die Selbstständigkeit der Natur zu wahren und dennoch durch das Heilen in Naturvorgänge einzugreifen. Dies scheint dem europäischen Denken ein Widerspruch zu sein, weil unser Denken mit den Möglichkeiten der zirkulären Methode wenig vertraut ist. Die zirkuläre Methode erlaubt es, sich in Naturprozesse sozusagen einzuklicken. Dadurch verliert „Krankheit" den Status einer objektiven Essenz – wie sie ihn in der Schulmedizin hat – und wird zur Eigenschaft eines Systems. Krankheit ist deshalb auch nicht im Rahmen von „Ursache und Wirkung" zu behandeln, sondern verschwindet durch Korrekturen am System. Die Trennung von Körper und Seele oder Geist ist in diesem Zusammenhang nicht nur unnötig, sondern auch unverständlich und erweist sich insofern als ein Konstrukt europäischen Denkens.

Es ist klar, dass in dieser Gegenüberstellung Reiki auf der Seite der Traditionellen Chinesischen Medizin steht, obwohl man ohne eine solche Gegenüberstellung diese Zuordnung nicht vornehmen würde. Doch war dieser kurze Rekurs auf die Traditionelle Chinesische Medizin nötig, um eine Unterbewertung des strukturellen Unterschiedes zwischen Schulmedizin und Reiki zu vermeiden. Denn zu so einer Unterbewertung könnte die Verwendung des Begriffes der Energie im Usui-System des Reiki verleiten. Danach könnte man meinen, dass Reiki eine Ergänzung der Schulmedizin darstellt, denn der Begriff der Energie ist auch in der europäischen Naturwissenschaft wohl verankert.

Es ist aber für ein adäquates Vorverständnis des Reiki wichtig, dass sowohl Heiler als auch Patient sich im Klaren sind, eine andere Dimension des Heilens, nämlich menschheitsgeschichtlich die ursprüngliche, zu betreten. Der Begriff „Energie" ist in der Voraussetzungsstruktur der abendländischen Wissenschaft verwurzelt und gibt darum leicht zu Missverständnissen Anlass, wenn wir ihn unreflektiert verwenden. Es muss uns klar sein, dass die Bezugnahme auf „universelle Lebensenergie" nur eine begriffliche Hilfestellung auf etwas darstellt, dessen Verständnis dem modernen Menschen verloren gegangen ist. Dasselbe gilt – nebenbei bemerkt – auch für die Verwendung dieses Begriffes im Kontext der chinesischen Medizin. Deshalb ist es hier angebracht, vorerst von einem Vorverständnis zu sprechen; ein Verständnis werden erst intensive Forschungen in der Zukunft erbringen.

Um zu illustrieren, dass ich mich hier nicht im Rahmen philosophischer Spitzfindigkeiten bewege, verweise ich auf die Ergebnisse neuester Forschungen auf dem Gebiet der Akupunktur. Danach wird die Theorie der Akupunktur unverständlich, wenn wir sie in die europäische Medizin integrieren – bei unbestrittener Wirkung ihrer Anwendung. Auch im Hinblick auf die Akupunktur, wie auf die gesamte chinesische Medizin, müssen wir nach einem Verständnis von „Energie" suchen, das der modernen Wissenschaft verloren gegangen ist.

Das zuletzt Gesagte soll nicht als einschränkend oder gar als resignierend missverstanden werden, sondern basiert auf den Ergebnissen wissenschaftstheoretischer Forschungen der letzten Jahrzehnte. Im Zuge der Anwendung konstruktiv-realistischer Methodologien der Wissenschaftsreflexion wurde einsichtig, dass verschiedene Kulturen verschiedene, voneinander unabhängige und ineinander nicht auflösbare, wissenschaftliche Systeme entwickelt haben. Damit konnte auch gezeigt werden – was viele Ärzte aus ihrer Praxis kennen –, dass die Schulmedizin nur im Rahmen der Voraussetzungen europäischer Naturwissenschaft zu wahren Ergebnissen führt. Eine Gegenüberstellung von Schulmedizin und „ethnischen Medizinen" ist deshalb verfälschend. Sie leitet Denken und Handeln des Heilers in die falsche Richtung und gefährdet damit seinen Erfolg.

Das hier Ausgeführte muss unsere Aufmerksamkeit schließlich auf zwei wesentliche Punkte lenken:

1. Der Eintritt in ein nicht-europäisches Medizinsystem bedarf einer sorgfältigen Begleitung, um nicht der Scharlatanerie Tür und Tor zu öffnen. Dieser Eintritt muss als der versuchsweise Übertritt in eine andere Kultur verstanden werden, um eine in der gegenwärtigen westlichen Welt verloren gegangene Dimension des Heilens zu finden und anzuwenden.

2. Die Aktivierung von Selbstheilungskräften ist nichts Mystisches, sondern durchaus verstehbar, wenn wir uns nicht der eingeschränkten Rationalität abendländischer Herkunft ausliefern. Das kreative Aufbrechen europäischer Rationalität kann nur durch das Wagnis gelingen, sich einer anderen Kultur auszuliefern. Dies gilt für alle Bereiche des menschlichen Denkens und Handelns, insbesondere aber für den medizinischen. Das vorliegende Buch gibt dazu gute Hilfestellungen.

Ich wünsche daher im Interesse der Öffnung und Weiterentwicklung unseres Denkens diesem Buch sehr viel Erfolg. Dem Leser wünsche ich einen Einblick in die vielfältigen Wege des menschlichen Denkens und damit auch des Heilens zu gewinnen.

Fritz Wallner
Wien, am 21. März 2006

Vorwort der Autoren

Das Usui-System des Reiki gehört zu den populärsten Heilmethoden in Deutschland und in der Welt. Viele Millionen Menschen praktizieren Reiki, behandeln sich selbst und andere erfolgreich mit der universellen Lebensenergie. Und viele Menschen lassen sich gerne mit Reiki behandeln. Wie Meinungsumfragen zeigen, haben drei Viertel der deutschen Bevölkerung Erfahrungen mit natürlichen Heilverfahren.

Wir möchten mit diesem Buch dazu beitragen, dass immer mehr Ärzte und Therapeuten natürlicher Heilverfahren aufeinander zugehen und ein Modell der Zusammenarbeit aufgreifen, wie es z. B. in diesem Buch dargestellt wird. Aus eigener Erfahrung wissen wir, dass sich durch eine solche Zusammenarbeit eine Menge Synergieeffekte für alle Beteiligten ergeben – nicht zuletzt für jene Menschen, die gesundheitliche Hilfe brauchen und suchen.

Auch möchten wir dazu anregen, die Plattform für Wissenschaft zu verbreitern, d. h. die Beschäftigung mit den natürlichen Heilverfahren auf wissenschaftlicher Ebene zu verstärken. Wir sind davon überzeugt, dass es auf dieser Basis möglich sein wird, bestehende Potenziale im Bereich der Medizin in Zukunft noch besser zum Wohle aller zu nutzen.

Um Einrichtungen wie Krankenhäuser, Arztpraxen, Senioreneinrichtungen, Pflegeheime und Wellnesspraxen, die Reiki in ihr therapeutisches Angebot integrieren möchten, zu unterstützen, vermitteln wir gerne qualifizierte Reiki-Lehrer und -Behandler, die in entsprechender Weise tätig werden möchten. Informationen zu dem Projekt „Reiki und Schulmedizin" finden Sie im Anhang des Buches.

Wir danken allen, die an diesem Buch mitgewirkt haben, insbesondere Herrn Prof. Dr. med. Günter Gunia und Jürgen Kindler, für die vielen wichtigen Impulse im Entstehungsprozess des Buches, sowie unseren Ehefrauen, Heidrun und Susanne, für den beständigen Rückhalt, den sie uns in unserer Arbeit geben.

Oliver Klatt und Norbert Lindner
Berlin, Februar 2006

KAPITEL 1

Medizin –
Heilkunde oder Wissenschaft?

Wissenswertes über die Heilberufe in Deutschland und den Umgang mit Krankheit und Gesundheit

Von Oliver Klatt

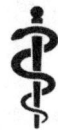

„Die beste Arznei für den Menschen ist der Mensch.
Der höchste Grund dieser Arznei ist die Liebe. "

PHILIPPUS PARACELSUS

Das Phänomen Krankheit ist älter als die Menschheit selbst. Schon in den Fossilien von Dinosauriern, die vor rd. 200 Millionen Jahren gelebt haben, fand man Hinweise auf Geschwüre, Karies und andere Krankheiten. Im weiteren Verlauf der Erdgeschichte trat der Mensch auf den Plan, und auch er hatte sich bald mit Krankheiten auseinander zu setzen.

Ist ein Mensch krank, versucht er sich selbst zu helfen, oder er sucht eine Person auf, die ihm kompetent erscheint, ihm zu helfen. Handelt es sich um ein kleineres Leiden, reicht vielleicht die Einnahme eines Medikamentes und etwas Ruhe oder Schlaf. Ist der Leidensdruck groß und scheint das Leiden durch eigene Bemühungen nicht abwendbar, dann steht der Besuch bei einem Arzt oder Heilpraktiker an.

Zudem kann der Einzelne aktiv zur Überwindung seines Leidens beitragen. So kann er beispielsweise eine natürliche Heilweise wie Reiki zur Selbstbehandlung erlernen. Mit der regelmäßigen Selbstbehandlung z. B. mit Reiki stellt sich häufig eine zunehmende Bewusstwerdung über die Zusammenhänge von Krankheit und Gesundheit ein. So kann es dem Einzelnen gelingen, auch unter Berücksichtigung anderer für die Gesundheit wichtiger Aspekte, wie z. B. einer gesunden Ernährung, langfristig in einen stabileren gesundheitlichen Zustand zu kommen.

Das Feld der Medizin

„Die Medizin (von lat.: ars medicina ‚Heilkunst‘; auch ‚Heilkunde‘) befasst sich mit der Gesundheit, mit der Vorbeugung, Erkennung und Behandlung von Krankheiten und Verletzungen sowie mit Zeugung, Schwangerschaft, Geburt und Tod."[1]

Das hier beschriebene Feld zählt, neben dem der Religion, zu den grundlegendsten und weitreichendsten Gebieten menschlicher Existenz. So wundert es nicht, dass in der Medizin, ähnlich wie in der Religion, unterschiedliche Ansichten mit großer Vehemenz vertreten werden bzw. aufeinander treffen.

Noch im 16. Jahrhundert schrieb der Doktor der Medizin Philippus Paracelsus, dass „der Medicus nicht alles, das er können und wissen soll, auf der Hohen Schulen lernt und erfährt, sondern er muss auch zuzeiten zu alten Weihern, Zigeunern, Schwarzkünstlern, Landfahrern, alten Bauersleuten und dergleichen mehr unachtsamen (das heißt wenig geachteten) Leuten in die Schul gehen und von ihnen lernen, denn diese haben mehr Wissen von solchen Dingen denn alle Hohen Schulen."[2]

Erst im 19. Jahrhundert setzte sich die Naturwissenschaft als grundlegende Denkweise innerhalb der Medizin durch, und zwar weil sie wirkliche Einsichten bieten und wirkliche Erfolge erzielen konnte. Heute ist die Schulmedizin, neben dem grundlegenden Einfluss der Naturwissenschaften, auch durch Entwicklungen der Philosophie, Psychologie und Soziologie mitbestimmt.

In seinem Aufsatz „Alternative Formen des Wissens im Bereich der Medizin" weist Prof. Dr. Gernot Böhme darauf hin, dass die medizinische Landschaft Anfang des 19. Jahrhunderts „ein buntgeflecktes Feld bar jeder Einheitlichkeit" war. „Neben den akademischen Ärzten gab es noch die Militärärzte, es gab Chirurgen erster und zweiter Klasse, es gab Barbiere, Feldschere, es gab Hebammen – das heißt selbständig arbeitende Hebammen –, es gab noch so etwas wie eine Hausmedizin, weise Frauen, alle möglichen Heiler und Scharlatane. Ebenso war Krankheit ein höchst undefiniertes Phänomen, weil nämlich kein gesellschaftli-

---

1 zitiert nach: http://de.wikipedia.org/wiki/Medizin (Datum: 30.1.2006)
2 zitiert nach: Böhme, Gernot: „Alternative Formen des Wissens im Bereich der Medizin" in: F.-E. Brock (Hrsg.), „Handbuch der Naturheilkundlichen Medizin", Landsberg 1998, I-2, S. 1

cher Bedarf nach einer Definition bestand und die Art, wie man sich im Falle des Leidens Hilfe verschaffte, weitgehend offen war. Erst im 19. Jahrhundert ist die medizinische Landschaft strikt durchorganisiert worden. Mit der Durchsetzung des naturwissenschaftlichen Wissens sind zugleich die Heilberufe hierarchisiert worden, so dass dem akademisch gebildeten Arzt der absolute Vorrang in Bezug auf Diagnose und Entscheidungen über Applikationen zukommt, in manchen Ländern sogar das alleinige Recht darauf. Alle Heilpraktiker und Heilberufe, die sich dieser Hierarchie nicht fügten, wurden schlicht und mit Staatsgewalt ausgeschieden. Zugleich wurde der Bedarf nach Hilfe im Bereich von Krankheit und Gesundheit aufs genaueste organisiert und ökonomisiert, nämlich als das System von Versicherungen, Krankenhäusern, Sanatorien, Pharmaindustrie."[3]

Neue Offenheit gefordert

Innerhalb eines Zeitraumes von „nur" 200 Jahren kam es also, ausgelöst durch zahlreiche Erfolge in den verschiedenen medizinischen Bereichen, zu der Durchsetzung der naturwissenschaftlichen Denkweise in der Medizin und damit zu der „Entwicklung der Medizin zum System"[4].

Mochte Anfang des 19. Jahrhunderts, so Prof. Dr. Böhme, „die Standespolitik, die zur absoluten Vorherrschaft des akademischen Arztes geführt hat, noch dadurch gerechtfertigt werden können, dass man die Patienten vor Scharlatanen schützen wollte, so ist angesichts der negativen Folgen naturwissenschaftlicher Medizin und Pharmazie heute hier Zurückhaltung geboten."[5] Vielmehr sei heute „eine neue Offenheit und eine neue Bescheidenheit des akademisch ausgebildeten Arztes"[6] verlangt.

---

3 s. o.
4 s. o., S. 2
5 s. o., S. 5
6 s. o.

Verständnis und Zusammenarbeit

„Schulmedizin und Komplementärmedizin – Verständnis und Zusammenarbeit müssen vertieft werden" lautete der Titel eines Artikels im Deutschen Ärzteblatt. Darin stellten die Autoren fest, dass „das Verhältnis von Schulmedizin und alternativen medizinischen Konzepten – hier zusammenfassend als Komplementärmedizin bezeichnet – (...) im deutschen Gesundheitswesen seit langem von gegenseitigem Misstrauen, Abgrenzung, teilweise Ablehnung"[7] geprägt sei. Während an den medizinischen Fakultäten fast ausschließlich Schulmedizin vermittelt und angewandt werde, sei hingegen in weiten Bereichen der ambulanten medizinischen Versorgung die Nutzung von Komplementärmedizin verbreitet. Zu der Inanspruchnahme von Komplementärmedizin seitens der Patienten komme es vor allem aufgrund konzeptueller Auffassungsunterschiede hinsichtlich Krankheit und Heilung. So werde z. B. eine ungenügende Berücksichtigung seelischer Faktoren im schulmedizinischen Krankheitsverständnis kritisiert.

Weiterhin heißt es: „Eine Zunahme der Patientennachfrage nach komplementärmedizinischen Angeboten ist in vielen westlichen Industriegesellschaften zu beobachten. (...) Mehr als 40 Prozent aller Patienten in den USA nutzen alternative Therapiemethoden, und die Anzahl der Patientenbesuche bei komplementärmedizinischen Ärzten beziehungsweise Heilpraktikern übersteigt mittlerweile die Patientenbesuche bei Praktischen Ärzten. Für Deutschland liegen nur wenige zuverlässige Daten vor, allerdings dürfte die Inanspruchnahme mindestens so hoch sein. (...) Allgemein geht man davon aus, dass knapp drei Viertel aller Deutschen Erfahrungen mit Naturheilverfahren haben."[8]

Die Autoren des Artikels weisen darauf hin, dass im Herbst 2000 auf Anregung des Präsidenten der Bundesärztekammer, Prof. Dr. med. Jörg-Dietrich Hoppe, eine Arbeitsgruppe gebildet wurde, mit dem Ziel, einen Dialog zwischen Vertretern unterschiedlicher Therapierichtungen einzu-

---

7   Willich, Stefan N. / Girke, Matthias / Hoppe, Jörg-Dietrich / Kiene, Helmut / Klitzsch, Wolfgang / Matthiessen, Peter F. / Meister, Peter / Ollenschläger, Günter / Heimpel, Hermann: „Schulmedizin und Komplementärmedizin. Verständnis und Zusammenarbeit müssen vertieft werden" in: Deutsches Ärzteblatt, Jg. 101, Heft 19, 7. Mai 2004, A 1314

8   s. o., A 1316

leiten und zu einer patientengerechten und wirkungsvollen Integration verschiedener therapeutischer Schulen beizutragen. Diese Arbeitsgruppe trägt den Namen „Dialogforum Pluralismus in der Medizin".

Verschiedene Felder der Medizin

In der Debatte um die aktuelle Situation in der Medizin begegnen einem immer wieder Begriffe, mit denen bestimmte Felder der Medizin bezeichnet werden, so z. B. Schulmedizin, Komplementärmedizin oder Alternative Medizin. Diese und andere Begriffe seien hier kurz erläutert, teils unter Zuhilfenahme von Zitaten aus der Fachliteratur.

Schulmedizin: „Als Schulmedizin werden (…) die dem heutigen Lehrgebäude der Humanmedizin entsprechenden Denkweisen und Verfahren bezeichnet, die an den Universitäten der hoch entwickelten westlichen Länder erforscht und verwendet werden. (…) Die Reduktion auf den Begriff der ‚naturwissenschaftlichen Medizin' ist nicht statthaft. Obwohl die Fortschritte in Diagnostik und Therapie in der Mitte des 19. Jahrhunderts im Wesentlichen auf der Verbindung zwischen den exakten Naturwissenschaften und der klinischen Erfahrung beruhten, ist die heutige Schulmedizin durch Entwicklungen der Philosophie, Psychologie und Soziologie wesentlich mitbestimmt."[9] – „Innerhalb der Schulmedizin gibt es zum Heilungsbegriff keine einheitliche Meinung. Während bis vor 30 Jahren allgemein die Beseitigung biologischer Abweichungen (zum Beispiel Zusammenwachsen eines gebrochenen Knochens, (…), Entfernung einer Krebsgeschwulst) als Heilungsdefinition betrachtet wurde, hat sich heute die Normalisierung der Lebensqualität oder Lebenserwartung (…) als Heilungsdefinition durchgesetzt."[10] – „Die Stärken der Schulmedizin bestehen u. a. in der Diagnostik und Behandlung von akuten Erkrankungen und Verletzungen, in der chirurgischen Intervention sowie in vielen Formen der medikamentösen Therapie."[11]

Komplementärmedizin: Mit diesem Begriff wird „eine Vielzahl unterschiedlicher Theorie- und Praxisansätze zusammengefasst, deren gemeinsames Merkmal es ist, dass sie nicht zur konventionellen, wissen-

---

9   s. o.
10 s. o., A 1316 – A 1317
11 zitiert nach: http://de.wikipedia.org/wiki/Schulmedizin (Datum: 12.4.2005)

schaftlich etablierten Medizin gerechnet werden (...)."[12] – Ein Merkmal komplementärmedizinischer Methoden ist, dass Heilung „nicht nur ein Zurückdrängen der Erkrankung in geringere Manifestationsgrade und damit in eine Zeit früherer Gesundheit, sondern auch ein Lernen an und mit der Erkrankung"[13] bedeutet. – Wörtlich meint der Begriff „Komplementärmedizin" die „ergänzende Medizin". Damit steht er für die Einstellung, dass die diesem Feld zugeordneten Methoden lediglich ergänzend zur Schulmedizin angewandt werden sollten. Besondere Stärken dieser Methoden und Systeme (z. B. Traditionelle Chinesische Medizin, Anthroposophische Medizin, Tibetische Medizin, Ayurveda) liegen in der Prävention, in der Behandlung chronischer Krankheiten sowie vor allem in der Berücksichtigung psychosomatischer Aspekte.

Alternative Medizin: Der Begriff Alternative Medizin ist eine andere Bezeichnung für die bereits unter dem Begriff Komplementärmedizin zusammengefassten Methoden, deren gemeinsames Merkmal es ist, dass sie nicht zur konventionellen, wissenschaftlich etablierten Medizin zählen. Im Gegensatz zu dem Begriff Komplementärmedizin steht der Begriff Alternative Medizin für die Vorstellung, dass die diesem Feld zugeordneten Methoden grundsätzlich nicht ergänzend (komplementär), sondern vielmehr wahlweise (alternativ), also auch anstelle von schulmedizinischen Methoden angewandt werden können.

Ganzheitliche Medizin: Dieser Begriff ist eine weitere Bezeichnung für die unter Komplementärmedizin zusammengefassten Methoden, die nicht zur konventionellen Medizin gezählt werden. Der Begriff Ganzheitliche Medizin beinhaltet die Vorstellung, dass eine Krankheit in einer Vielzahl von Aspekten begründet liegt, die auf unterschiedlichen Ebenen im Leben eines Menschen angesiedelt sind, und dass es einer umfassenden Berücksichtigung aller dieser Aspekte und Ebenen bedarf, um die Krankheit erfolgreich zu behandeln. So beinhaltet z. B. der Ayurveda, der als die älteste ganzheitliche Heilkunde der Menschheit

---

12 Willich, Stefan N. / Girke, Matthias / Hoppe, Jörg-Dietrich / Kiene, Helmut / Klitzsch, Wolfgang / Matthiessen, Peter F. / Meister, Peter / Ollenschläger, Günter / Heimpel, Hermann: „Schulmedizin und Komplementärmedizin. Verständnis und Zusammenarbeit müssen vertieft werden" in: Deutsches Ärzteblatt, Jg. 101, Heft 19, 7. Mai 2004, A 1317
13 s. o.

gilt, so unterschiedliche Bereiche wie die Diagnose von Krankheiten, die Anwendung von Heilpflanzen, Edelsteinen, Farben, Ölen, Aphrodisiaka, Massagen und Reinigungskuren zur Vorbeugung bzw. Behandlung von Krankheiten, das Wissen um eine gesunde Ernährung, die tägliche Hygiene, eine allgemein weise Lebensführung sowie die Praxis von Yoga und Meditation.

Integrative Medizin: Dieser Begriff meint das Spektrum medizinischer Methoden in ihrer Gesamtheit, also schulmedizinische sowie auch komplementärmedizinische Methoden. Der Begriff Integrative Medizin legt den Fokus auf eine Integration aller Methoden, die im Einzelfall als wirkungsvoll erscheinen, frei von jeglicher Ideologie. Das Wort Integration kommt aus dem Lateinischen und bedeutet „Wiederherstellung eines Ganzen".

Naturheilkunde: „Die Naturheilkunde (…) ist eine Disziplin der Medizin bzw. ein Vorläufer der heutigen Medizin. Sie beschreibt Behandlungsformen, die überwiegend überliefert und nicht erst seit dem Vorherrschen der naturwissenschaftlich orientierten Medizin bekannt sind. Im Vordergrund steht die Behandlung mit Heilpflanzen, auch Phytotherapie genannt. Daneben spielen physikalische Anwendungen eine wichtige Rolle. Besonders bekannt sind die Kneippanwendungen sowie diätetische und die Lebensordnung verbessernde Maßnahmen. Im weitesten Sinne zählt man auch die Akupunktur und Homöopathie zur Naturheilkunde. Naturheilkunde ist die älteste Form der Medizin. Bereits in der Steinzeit erkannten Menschen die heilende Wirkung verschiedener Kräuter. Im antiken Griechenland praktizierten und lehrten die ersten schriftlich erwähnten Ärzte, lange zuvor taten dies Schamanen und Druiden."[14] Im Mittelalter wurde die Naturheilkunde zum einen in Klöstern gepflegt, zum anderen gab es Kräuterfrauen bzw. Heilerinnen, die das Wissen um die Heilpflanzen in der Welt hüteten.

Medical Wellness: „Wellness beschreibt in seiner ursprünglichen Bedeutung ein fundiertes gesundheitsförderliches Konzept, das in den 50er Jahren in den USA von dem Sozialmediziner Halbert L. Dunn entwickelt wurde. Das Konzept, mit großen Ähnlichkeiten zu anerkannten gesundheitsförderlichen Modellen, hält für jeden, ob jung oder alt,

---

14 zitiert nach: http://de.wikipedia.org/wiki/Naturheilkunde (Datum: 31.1.06)

gesund oder krank, ‚High level wellness' als Ziel in Aussicht. Besonders in den letzten Jahren ist der Wellnessbegriff in Deutschland auch mit den verschiedensten Produkten und Dienstleistungen in Verbindung gebracht worden. Die jüngste Wortschöpfung ‚Medical Wellness' versucht durch eine medizinische Ausrichtung, dem Wellnessbegriff dabei eine Seriosität zurückzugeben."[15]

Energetische und Informationsmedizin: Bei diesem auch unter dem englischen Begriff „energy medicine" bekannten Gebiet der Medizin handelt es sich um „diagnostische und therapeutische Methoden, die über elektromagnetische kybernetische Regelsysteme des Organismus, steuernde ultrafeine körpereigene elektromagnetische Felder oder andere übergeordnete Felder wirken. Diese Methoden stellen eine Mischung dar aus uraltem Heilwissen östlicher Philosophiesysteme und neuester high-tech-Elektronik, besitzen zudem einen naturwissenschaftlichen Rahmen durch neueste biophysikalische Modellvorstellungen."[16] – Die Energetische und Informationsmedizin „verbindet ein großes medizinisches Potential mit leichter Handhabung: Sie ist mit anderen komplementärmedizinischen Systemen und zum Teil mit der Lehrmedizin kompatibel und stellt eine technische Herausforderung dar. (…) In der Öffentlichkeit, vor allem jedoch auch unter Medizinern, ist es kaum bekannt, dass diese Energetische und Informationsmedizin mittlerweile großteils auf festem physikalischem Boden steht – nicht der klassischen Newtonschen Physik, sondern der neuen Naturwissenschaft, die mit Namen wie z. B. Einstein, Prigogyne, Norbert Wiener und der ganzen Schule der Quantenphysiker verbunden ist. So lässt sich ihre Wirkung beispielsweise erklären durch die Modelle der Kybernetik und Systemtheorie wie auch der Chaosforschung, sie gründet auf der elektromagnetischen Feldtheorie, der Biophotonentheorie wie auch der Quantenmechanik (…)."[17]

---

15 aus einer Infobroschüre zu dem Buch „Medical Wellness" von Kirsten Hermes, Verlag Dr. Rüdiger Martienß, Schwarzenbek 2005

16 aus: Treugut, PD Dr. med. Hendrik: „Was ist Energetische und Informationsmedizin. Eine Standortbestimmung", als Download auf der Website der Deutschen Gesellschaft für energetische und Informationsmedizin e. V. (DGEIM) verfügbar, www.dgeim.de / Stichwort: Publikationen

17 s. o.

Die Reintegration des Geistigen

Wie der Wissenschaftsautor Marco Bischof schreibt, haben „in der Geschichte der europäischen Naturphilosophie, Biologie und Medizin von der griechischen Antike bis zur Romantik des frühen 19. Jahrhunderts Konzepte feinstofflicher Felder wie ‚Pneuma', ‚Äther', ‚Nervenfluidum' und ‚animalischer Magnetismus' eine zentrale Rolle gespielt. Ebenso bildete das Konzept eines raumerfüllenden ‚Äthers' bis um 1900 die Grundlage der gesamten klassischen Physik. Diese Konzepte entfernten sich jedoch immer mehr von ihrem feinstofflichen Ursprung und wurden immer materieller und mechanistischer, bis sie schließlich dadurch zu so schwerwiegenden Widersprüchen führten, dass sie nicht mehr brauchbar waren und über Bord geworfen wurden. Andererseits ist das Selbstverständnis der modernen Naturwissenschaft weitgehend gerade im Kampf gegen die ursprünglichen, noch genuin feinstofflichen Konzepte von Lebensenergien entstanden. Daraus wird die Ablehnung solcher Vorstellungen verständlich, die die Haltung der Naturwissenschaft bis heute weitgehend prägt."[18]

Um in der heutigen Zeit „das Medizinische wieder mit dem Geistigen zu verbinden", so fordert die Philosophin und Publizistin Jutta Gruber, sei die Abkehr von einer „einseitig rationalitätsfixierten Sichtweise" nötig. Diese sei im Zuge der Aufklärung entstanden und vermöge die Wiederverbindung des Medizinischen mit dem Geistigen „nur als Rückschritt in vorwissenschaftliches Denken wahrzunehmen. Geschah die einstige Trennung doch aus gutem Grund: Sie hat wesentlich zur Befreiung des Menschen geführt. Doch die Spiritualität wurde dabei mit dem Bade ausgeschüttet, und trotz des hohen Werts, den wir seither der individuellen Eigenständigkeit zumessen, wird leider den Einzelnen heute nach wie vor keine wirklich eigene Urteilskraft zugestanden. Mit anderen Worten: Die erste Aufklärung muss sich noch vollständig vollziehen, und die zweite Aufklärung muss das zu Unrecht auf der Strecke Gebliebene wieder integrieren."[19]

---

18 Bischof, Marco: „Was ist Feinstofflichkeit?" in: KGS Berlin, 2/2005, S. 20
19 Gruber, Jutta: „Heilung in Zeiten integraler Kultur" in: KursKontakte, 129, Okt./Nov. 2003, S. 18f

Der Hippokratische Eid

In Diskussionen rund um die Medizin ist häufig von dem „Hippokratischen Eid" die Rede. Dabei ist jedoch kaum einer mit dem genauen Wortlaut dieses Eides vertraut. In einem medizinhistorischen Kommentar beschreibt Prof. Dr. med. Axel W. Bauer den „Hippokratischen Eid" als „ein zeitgebundenes Dokument der Medizingeschichte, das etwa um 400 vor Christus entstanden sein dürfte. (…) Der Eid bot normierende, rational und pragmatisch motivierte Leitlinien für die Medizinerausbildung, das Arzt-Patient-Verhältnis, den ärztlichen Beruf und dessen Handlungsstrategie an. Solche Leitlinien benötigte der Arzt der griechischen Antike, um medizinisch erfolgreich wirken und ökonomisch überleben zu können."[20]

Hier eine deutsche Übersetzung des „Hippokratischen Eides":

„Ich schwöre bei Apollon, dem Arzt, und bei Asklepios, Hygieia und Panakeia sowie unter Anrufung aller Götter und Göttinnen als Zeugen, dass ich nach Kräften und gemäß meinem Urteil diesen Eid und diesen Vertrag erfüllen werde:

Denjenigen, der mich diese Kunst gelehrt hat, werde ich meinen Eltern gleichstellen und das Leben mit ihm teilen; falls es nötig ist, werde ich ihn mitversorgen. Seine männlichen Nachkommen werde ich wie meine Brüder achten und sie ohne Honorar und ohne Vertrag diese Kunst lehren, wenn sie sie erlernen wollen. Mit Unterricht, Vorlesungen und allen übrigen Aspekten der Ausbildung werde ich meine eigenen Söhne, die Söhne meines Lehrers und diejenigen Schüler versorgen, die nach ärztlichem Brauch den Vertrag unterschrieben und den Eid abgelegt haben, aber sonst niemanden.

Die diätetischen Maßnahmen werde ich nach Kräften und gemäß meinem Urteil zum Nutzen der Kranken einsetzen, Schädigung und Unrecht aber ausschließen.

Ich werde niemandem, nicht einmal auf ausdrückliches Verlangen, ein tödliches Medikament geben, und ich werde auch keinen entsprechenden Rat erteilen; ebenso werde ich keiner Frau ein Abtreibungsmittel aushändigen.

---

20 Medizinhistorischer Kommentar zum Hippokratischen Eid von Prof. Dr. med. Axel W. Bauer, zitiert nach: http://www.med.uni-hd.de/igm/g47/bauerhip.htm (Datum: 30.1.2006)

Lauter und gewissenhaft werde ich mein Leben und meine Kunst bewahren.

Auf keinen Fall werde ich Blasensteinkranke operieren, sondern ich werde hier den Handwerkschirurgen Platz machen, die darin erfahren sind.

In wieviele Häuser ich auch kommen werde, zum Nutzen der Kranken will ich eintreten und mich von jedem vorsätzlichen Unrecht und jeder anderen Sittenlosigkeit fernhalten, auch von sexuellen Handlungen mit Frauen und Männern, sowohl Freien als auch Sklaven.

Über alles, was ich während oder außerhalb der Behandlung im Leben der Menschen sehe oder höre und das man nicht nach draußen tragen darf, werde ich schweigen und es geheim halten.

Wenn ich diesen meinen Eid erfülle und ihn nicht antaste, so möge ich mein Leben und meine Kunst genießen, gerühmt bei allen Menschen für alle Zeiten; wenn ich ihn aber übertrete und meineidig werde, dann soll das Gegenteil davon geschehen."[21]

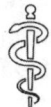

In seinem Kommentar zum „Hippokratischen Eid" geht Prof. Bauer auf die im Eid angesprochenen Punkte im Einzelnen ein und gibt eine Vielzahl erläuternder Hinweise. Er schließt mit der Feststellung: „Ein solcher Eid konnte nur dann sinnvoll und wirksam sein, wenn er die ethischen Maximen nicht in Widerspruch zu jenen praktischen Erfordernissen brachte, die der Arzt im wohlverstandenen Eigeninteresse berücksichtigen musste. Die sittlichen Verpflichtungen konnten nur deshalb eingehalten werden, weil die berechtigten Ansprüche aller Beteiligten (Lehrer, Schüler, Arzt, Patient, Gesellschaft) in ein faires, pragmatisch begründbares Gleichgewicht gebracht wurden. Diese gelungene Balance erscheint als die eigentliche, historisch bemerkenswerte Leistung des Hippokratischen Eides. Als unmittelbar gültige normative Richtschnur für das konkrete Handeln des heutigen Arztes kann er vor

---

21 Deutsche Übersetzung von Prof. Dr. med. Axel W. Bauer, zitiert nach: http://www. med.uni-hd.de/igm/g47/bauerhip.htm (Datum: 30.1.2006), mit freundlicher Erlaubnis von Prof. Bauer

dem gewandelten wissenschaftlichen und sozialen Kontext der Gegenwart allerdings nicht mehr dienen; die Geschichte entlässt uns nicht aus der Verantwortung für unsere eigene Zeit."[22]

Das Genfer Gelöbnis

Heutzutage werden angehende Ärzte nicht mehr auf den „Hippokratischen Eid" verpflichtet. Jeder Arzt, der in Deutschland approbiert wird, ist jedoch durch seine Mitgliedschaft in einer der deutschen Ärztekammern auf die jeweilige Berufsordnung verpflichtet. Teil dieser Berufsordnungen ist u. a. das Genfer Gelöbnis, „eine modernisierte Fassung des alten Schwures, das ‚in seiner vieldeutigen Beliebigkeit ein würdiger Nachfolger des hippokratischen Eides' ist, wie der Freiburger Medizinhistoriker Karl-Heinz Leven urteilt."[23]

Das „Genfer Gelöbnis" wurde 1948 vom Weltärztebund in Genf formuliert und bildet, leicht modifiziert, seit 1950 die Präambel für die Berufsordnungen der einzelnen deutschen Ärztekammern. Es wird auch als „Serment d'Hippocrate, Formule de Genève" (dtsch.: Hippokratischer Eid, Genfer Formulierung) bezeichnet.

Hier das „Genfer Gelöbnis" im Wortlaut:

„Im Zeitpunkt meines Eintritts in den ärztlichen Beruf verpflichte ich mich feierlich, mein Leben dem Dienste der Menschheit zu weihen.
Ich werde meinen Lehrern die schuldige Achtung und Dankbarkeit wahren.
Ich werde meinen Beruf gewissenhaft und würdig ausüben.
Die Gesundheit meines Patienten wird meine erste Sorge sein.
Ich werde das Geheimnis dessen, der sich mir anvertraut, wahren.
Mit allen mir zur Verfügung stehenden Mitteln werde ich die Ehre und die stolzen Überlieferungen des Ärzteberufes aufrechterhalten.
Meine Kollegen sollen meine Brüder sein.

---

22 Medizinhistorischer Kommentar zum Hippokratischen Eid von Prof. Dr. med. Axel W. Bauer, s. o.

23 zitiert nach: http://www.zeit.de/archiv/2000/27/200027.stimmts_hippokra.xml (Datum: 1.2.2006), „Ärzte werden auf den Eid des Hippokrates verpflichtet – Stimmt's?", Drösser, DIE ZEIT 2000

Ich werde es nicht zulassen, dass sich religiöse, nationale, rassische Partei- oder Klassengesichtspunkte zwischen meine Pflicht und meine Patienten drängen.
Ich werde das menschliche Leben von der Empfängnis an bedingungslos achten.
Selbst Drohungen werden mich nicht dazu bringen, meine ärztlichen Kenntnisse entgegen den Pflichten der Menschheit anzuwenden.
Ich gelobe dies feierlich, frei und auf meine Ehre."[24]

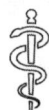

Geistig-spirituelles Heilen

Neben dem Arztberuf gibt es heute in Deutschland weitere Heilberufe wie z. B. den Heilpraktiker, Therapeuten verschiedener Richtungen und, seit spirituell-geistiges Heilen ohne Heilpraktikererlaubnis in Deutschland erlaubt ist[25], auch den geistig-spirituellen Heiler.

In einer Publikation des Dachverbandes Geistiges Heilen (DGH) wird der folgende Anspruch formuliert: „Geistig-spirituelle Heilmethoden sollen ergänzend zu anderen Heilmethoden jedem Menschen zur Verfügung stehen, der diese wünscht. In vielen anderen Ländern ist es längst üblich, dass Ärzte, Therapeuten und Heiler in Praxen, Kliniken und Krankenhäusern zusammen arbeiten. Ihr gemeinsames Handeln – von jedem auf die ganz eigene Weise – ist darauf gerichtet, Patienten so gut und so schnell wie möglich zu helfen. Gegenseitige Achtung ist eine Grundvoraussetzung für Zusammenarbeit. Die im DGH als Mitglieder eingetragenen Heilerinnen und Heiler verstehen sich als komplementär, sprich: ergänzend zu allen anderen anerkannten Heilberufen, wie Ärzten, Therapeuten und Heilpraktikern. So verwundert es nicht, dass

---

24 zitiert nach: http://www.frieden-durch-kultur.de/18_zeitgeschehen/genfer.aerzte-gel.010404.html (Datum: 30.1.2006)
25 der Entscheid des Bundesverfassungsgerichtes vom 2. März 2004 ist auf der Website des Bundesverfassungsgerichtes nachzulesen: http://www.bverfg.de/entscheidungen/rk20040302_1bvr078403.htm

auch Ärzte, Physiotherapeuten und HeilpraktikerInnen Mitglieder des DGH sind."[26]

Weiterhin heißt es in der Publikation, aus einem solchen Ansatz ergäben sich auch eine Reihe ökonomischer Fakten, die Beachtung verdienten: „Bereits 1995 hatte der Dachverband Geistiges Heilen e. V. (DGH) während einer Pressekonferenz Zahlen vorgelegt, die eigentlich die Herzen sämtlicher deutscher Politiker und Krankenkassen-Manager hätten höher schlagen lassen müssen: ,Mindestens 18 bis 19 Milliarden DM pro Jahr könnten in Deutschland eingespart werden, wenn Geistheiler legal arbeiten könnten und in das Gesundheitswesen konsequent einbezogen würden, nach dem Vorbild europäischer Nachbarländer.' So lautete die Hochrechnung des DGH.

Zugrunde lagen zahlreiche statistische Erhebungen und Praxiserfahrungen aus dem In- und Ausland. ,So deutet inzwischen ein Dutzend Umfragen unter 7.000 Patienten von 110 Heilern darauf hin, dass geistiges Heilen bei 60 Prozent aller chronisch Kranken die Beschwerden erheblich lindert, in jedem zehnten Fall sogar vollständig beseitigt und zu einer dauerhaften Heilung führt. Darüber hinaus belegen Statistiken aus mehreren britischen Arztpraxen und Kliniken, in denen Geistheiler mitarbeiten: Während ihres Einsatzes sank der Arzneimittelkonsum pro Patient um mehrere hundert Mark pro Jahr; zugleich ging die Anzahl der Arztbesuche um ein Viertel zurück. (…)'

Chancen für eine erhebliche Kostendämpfung sehen auch Experten aus dem Ausland. Wir wissen, erklärt Dennis Fare, der frühere Präsident der World Federation of Healing (WFH), dass englische Ärzte, die Heiler in ihren Praxen arbeiten ließen, ihr Arzneimittelbudget halbieren konnten. Auch der amerikanische Arzt und Heiler Dr. Daniel Benor aus Rockville, Maryland (er baute in Großbritannien das Doctor-Healer Network auf, das Heiler und Ärzte zusammenführt), rechnet aufgrund langjähriger Praxiserfahrungen mit enormen Einsparungsmöglichkeiten: um 30 bis 50 Prozent verringerte Medikamentenkosten, unter anderem bei Schmerzen, Angst, Schlafstörungen, Arthritis, Erkrankungen des Verdauungstrakts, Bluthochdruck und Diabetes; weniger Arztbesuche und schätzungsweise ein Drittel seltenere Einweisungen in Krankenhäuser;

---

26 „Für mehr Geist und Seele im Gesundheitswesen", Broschüre des Dachverbandes Geistiges Heilen e.V. (DGH), Heidelberg 2005, S. 6

weniger operative Eingriffe; seltenere und kürzere Krankenhausaufent-
halte."[27]

Zunahme der Eigenverantwortung

In ihrem Buch „Reiki. Energie aus eigener Hand" finden die Autoren
Horst H. Günther und Angelika Marché die folgenden einleitenden
Worte: „In der heutigen Zeit wird auch im gesundheitlichen Bereich
die Eigeninitiative eines jeden Einzelnen einen sehr viel höheren Stellenwert erhalten, als es in der Vergangenheit der Fall war. Die gewohnte
‚Rundumversorgung' innerhalb unseres Gesundheitssystems steht auf
dem Prüfstand bzw. hat sich bereits gravierend verändert, sodass immer
mehr Menschen nach anderen Wegen suchen, um ihre Gesundheit zu
erhalten. Was für viele aus ökonomischen Gründen beginnt, wird aber
immer öfter auch zu einer inneren Suche und kann zu einem neuen
Bewusstsein hinsichtlich Vorsorge und Heilung führen. Denn Selbsthilfe
bedeutet auch *selbstverantwortliches* Denken und Handeln und unterstützt darin, den eigenen Potentialen und Fähigkeiten wieder stärker
vertrauen zu lernen."[28]

Wie ein solches selbstverantwortliches Denken und Handeln aussehen
kann, beschreibt die Heilerin und Journalistin Verona Gerasch folgendermaßen: „Ein Patient kann sich konstruktiv mit seiner Erkrankung
auseinandersetzen, an seiner Genesung/Heilung mitwirken und – noch
besser – etwas im Sinne von Gesundheitsvorsorge tun. Dazu gehören
Dinge wie:

- Beim Arzt und beim Heilpraktiker die Erkrankung auf der körperlichen Ebene diagnostisch abklären lassen.

- Kritisch hinterfragen, ob das verordnete Medikament, die angeratene
  Operation tatsächlich notwendig und wirkungsvoll ist. Nachfragen
  und sich selbst ‚schlau machen', ob es auch andere, schonende Möglichkeiten gibt.

---

27 s. o., S. 7
28 Günther, Horst H. & Marché, Angelika: „Reiki. Energie aus eigener Hand", Kösel-
   Verlag, München 2005, S. 13

- Zur Unterstützung des Heilungsprozesses und zur Beseitigung möglicher Krankheitsursachen einen Heiler, einen psychologischen oder spirituellen Berater konsultieren.

- Die eigenen Gedanken in konstruktive Richtung lenken. Durch Meditationen, Visualisierungen oder Entspannungsübungen die Selbstheilungskräfte aktivieren.

- Durch bewussteres Leben, sinnvolle Ernährung, ausreichend Bewegung usw. etwas tun, um Körper und Seele ins Gleichgewicht zu bringen und gar nicht erst ‚krank‘ zu werden."[29]

Ausblick

„In einem großen Therapiezentrum gehen tagtäglich hunderte Menschen ein und aus. In dem Gebäude arbeiten Ärzte und Therapeuten diverser Sparten neben Heilern und Heilpraktikern, neben Physio- und Psychotherapeuten. Wer als Patient hineingeht, hat die Wahl und wird von jedem der ‚Behandler‘ uneigennützig und umfassend beraten …"[30]

So beginnt eine Zukunftsvision, die in einfachen Worten schildert, wie sich unser Gesundheitssystem schon in wenigen Jahren darstellen könnte.

In jedem Fall wird es dabei von grundlegender Bedeutung sein, sich auf die Einfachheit zurückzubesinnen, die dem Verhältnis zwischen Arzt/Heilpraktiker/Therapeut/Heiler und Patient zugrunde liegt und die kaum je besser zum Ausdruck gebracht wurde als in dem folgenden Zitat des weltbekannten Arztes und Ayurveda-Experten Dr. Deepak Chopra:

„Die Medizin wieder in einen natürlicheren Stand zu versetzen, ist wichtig. Immerhin ist das Grundelement der Medizin etwas ganz Natürliches – ein Mensch in Schwierigkeiten, der jemanden sucht, der ihm helfen kann. Klammern wir die medizinischen Techniken einmal aus,

---

29 Gerasch, Verona: „Ärzte, Patienten, Heiler und die Sache mit der Eigenverantwortung" in: DGH-Info 3/2005, S. 18

30 „Für mehr Geist und Seele im Gesundheitswesen", Broschüre des Dachverbandes Geistiges Heilen e.V. (DGH), Heidelberg 2005, S. 6

dann wird diese Beziehung immer dann am ehesten glücken, wenn sie ganz unkompliziert ist und damit am natürlichsten."[31]

Heute bestehen in Deutschland alle Voraussetzungen dafür, ein wirkliches Miteinander aller Heilberufe, im Dienste des Patienten, in die Tat umzusetzen. Wir müssen nur noch Schritt für Schritt aufeinander zugehen.

---

31 Chopra, Dr. Deepak: „Die Rückkehr des Rishi. Ein Arzt auf der Suche nach dem, was uns wirklich heilt", ECON Verlag, Düsseldorf 1997, S. 125

KAPITEL 2

Reiki –
eine Chance für die Zukunft

Ein Überblick über die Heilmethode nach Mikao Usui

Von Oliver Klatt

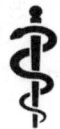

*„Selbstheilung bedeutet, den eigenen Körper dem Selbst näherzubringen
und das Gefühl der Einheit wiederzuerleben. "*

GEORG TECKER

Das Usui-System des Reiki ist eine natürliche Heilmethode, bei der per
Handauflegen universelle Lebensenergie übertragen wird. Die aus Japan
stammende Methode wurde zu Beginn des 20. Jahrhunderts von dem
Japaner Mikao Usui entwickelt, auf Grundlage seiner umfangreichen
Forschungen und Kenntnisse im Bereich der Heilarbeit.

Die Anwendung von Reiki, d. h. die Übertragung universeller Lebensenergie auf sich selbst und andere, unterstützt individuelle Heilungsprozesse und vitalisiert Körper und Geist. Wer sich selbst Reiki gibt
oder von einem Reiki-Behandler Reiki erhält, empfindet dies meist als
wohltuend und entspannend. Innere Balance stellt sich ein, die eigene
Mitte wird wiedergefunden und das Urvertrauen gestärkt.

Intensive Heilungsprozesse werden manchmal von so genannten Heilreaktionen begleitet, wobei es kurzfristig zu einer Erstverschlimmerung
kommen kann. Bei diesem Phänomen, das auch von anderen natürlichen
Heilmethoden wie z. B. der Homöopathie bekannt ist, wird ein gesund-
heitliches Problem für kurze Zeit scheinbar noch schlimmer, bevor es
gänzlich oder zumindest teilweise überwunden ist. Solche Heilreaktionen
sind, wie die Erfahrung zeigt, Teil jedes natürlichen Heilungsprozesses
und nie von langer Dauer.

Reiki – Universelle Lebensenergie

Das Wort Reiki stammt aus dem Japanischen und bedeutet „universelle Lebensenergie". Es setzt sich aus zwei Silben zusammen: „Rei" beschreibt den allumfassenden, universellen Aspekt dieser Energie, und „Ki" meint die Lebenskraft, die in individueller Ausprägung durch jedes Lebewesen fließt. Das „Ki" des Reiki entspricht dem „Qi" bzw. „Chi", das aus anderen fernöstlichen Methoden der Energiearbeit bekannt ist, wie z. B. Qi Gong und Tai Chi. Alle drei Schreibweisen beziehen sich auf denselben ursprünglichen Begriff für „Lebensenergie", der aus dem Chinesischen stammt.

Doch nicht nur im Fernen Osten, sondern überall auf der Welt gibt es Konzepte, die von der Existenz einer universellen Lebensenergie ausgehen. So ist anzunehmen, dass beispielsweise das „Numia" (nach dem deutschen Arzt Paracelsus/16. Jhd.), das „Orgon" (nach Wilhelm Reich/ca. 1950), das „Bioplasma" (nach den russischen Wissenschaftlern V.S. Grischenko und Victor Inyushin/1967) sowie das „Baraka" (aus der Sufi-Lehre), das „Prana" (aus dem Hinduismus) und der „Heilige Geist" (aus dem Christentum) allesamt Konzepte bzw. Erscheinungsformen ein und derselben Lebensenergie darstellen, die uns als Menschen zur Verfügung steht, die uns am Leben hält und die wir für verschiedene Zwecke nutzen können.

Die Wissenschaft stand derartigen Konzepten lange Zeit nicht sehr offen gegenüber. Doch nachdem vor einigen Jahren deutlich wurde, dass mit Methoden wie z. B. der Akupunktur (die der Traditionellen Chinesischen Medizin entstammt) zweifellos heilsame Wirkungen im menschlichen Organismus zu erzielen sind, sah sich die Wissenschaft vor die Aufgabe gestellt, die Wirksamkeit dieser Methoden auch zu erklären.

Dies wurde zunächst anhand bestehender Vorstellungen aus den Bereichen Biologie, Biochemie, Physik und Medizin versucht. Jedoch gab es zunehmend Wissenschaftler, die derartige Versuche als unzureichend empfanden. Diese traten dafür ein, sich den Erklärungsmodellen der jeweiligen Ursprungskulturen sowie alternativ forschender Wissenschaftler zuzuwenden, deren Annahmen zu hinterfragen und daraufhin zu untersuchen, ob diese wissenschaftlich begründbar seien.

So begann die wissenschaftliche Erforschung des Gebietes, das heute als „Energiemedizin" bekannt ist – ein Gebiet, das sich mit medizinischen Anwendungen im Zusammenhang mit elektromagnetischen Wellen sowie feinstofflichen Feldern befasst. In den USA genießt die „energy medicine" bereits staatliche Anerkennung und ist weltweit Forschungsobjekt vieler wissenschaftlicher Institute.

Das Usui-System des Reiki erlernen

Das Usui-System des Reiki ist heute das populärste System weltweit, das mit der in der Menschheitsgeschichte seit Jahrtausenden bekannten „Lebensenergie" arbeitet – einer Energie, die in ihren verschiedenen Formen in nahezu allen Kulturen der Welt bekannt ist. Das Usui-System ist leicht von jedem zu erlernen. Die traditionelle Lehre kennt drei Grade:

Mit dem 1. Grad, der meist an einem Wochenende gelehrt wird, erhalten die Teilnehmer vier Einweihungen in die universelle Lebensenergie. Sie bekommen einen Eindruck von der Tradition des Systems, üben sich in den Handpositionen zur Selbstbehandlung sowie zur Behandlung anderer und lernen die fünf Reiki-Lebensregeln kennen. Nach Abschluss des Seminars sind sie in der Lage, Reiki in ihrem Leben anzuwenden – Handauflegen genügt, und die Energie fließt.

Der 2. Grad bietet die Möglichkeit, die persönlichen Fähigkeiten im Umgang mit Reiki zu erweitern. Der Kurs umfasst eine weitere Einweihung sowie das Erlernen der drei zugehörigen Symbole, die zur Verstärkung des Reiki-Flusses, zur Mentalheilung sowie zur Fernheilung befähigen.

Mit dem 3. Grad, auch Meister-Grad oder Lehrer-Grad genannt, vertieft der Schüler seinen Weg mit Reiki und geht eine besondere Beziehung zu dem einweihenden Meister/Lehrer ein. Je nach Reiki-Stil kann die Ausbildung einige Monate bis zu mehreren Jahren dauern. Nach Abschluss der Meister-/Lehrerausbildung ist der Schüler selbst Reiki-Meister/-Lehrer und kann andere in das Usui-System des Reiki einweihen.

Mit den fünf „Reiki-Lebensregeln" besitzt das Usui-System eine spirituelle Richtschnur, an der sich Praktizierende des Systems orientieren können, um nicht nur körperlich, sondern auch geistig zu gesunden. Die fünf Lebensregeln, die in ihrer Schlichtheit häufig unterschätzt werden, greifen grundlegende Themen spiritueller und geistiger Fortentwicklung auf. Sie lauten:

1. Gerade heute, ärgere dich nicht.
2. Gerade heute, sorge dich nicht.
3. Ehre deine Eltern, Lehrer und die Älteren.
4. Verdiene dein Brot ehrlich.
5. Sei dankbar für alles Lebendige.

Die Geschichte des Usui-Systems

Anfang des 20. Jahrhunderts entdeckte der Japaner Mikao Usui ein System, die universelle Lebensenergie Reiki für die Menschen nutzbar zu machen. Auf Grundlage buddhistischen und taoistischen Heilwissens entwickelte er eine einfache wie wirkungsvolle Methode, die universelle Lebensenergie zum Wohle aller Lebewesen einzusetzen. Die von ihm entwickelte Methode ist heute unter dem Namen Usui-System des Reiki (oder auch: Usui-System der Reiki-Heilung) bekannt.

Zeit seines Lebens war Mikao Usui ein Sucher. Er kannte sich auf den grundlegendsten Wissensgebieten seiner Zeit aus und übte sich in den verschiedensten spirituellen Praktiken. Auf seiner langjährigen Suche nach einer Heilweise, die Körper und Geist zu heilen vermag, bereiste er viele Länder, darunter die USA und China, kehrte jedoch schließlich nach Japan zurück. Auf dem heiligen Berg Kurama, bei Kyoto, wurde ihm nach einer 21-tägigen Fastenzeit das Wissen um die Anwendung von Reiki zuteil. Daraufhin praktizierte und lehrte er das von ihm entwickelte System zunächst in Tokio, später auch in anderen Teilen Japans. Er starb 1926, nachdem er rd. 2.000 Menschen in das System eingeweiht hatte. Nur rd. 20 dieser Menschen erteilte er auch die Lehrerlaubnis. Einer davon war Dr. Hayashi, ein Arzt und Marineoffizier im Ruhestand.

Nach Usuis Tod eröffnete Dr. Hayashi eine Klinik in Tokio, wo er Patienten mit der universellen Lebensenergie behandelte. Vor seinem medizinischen Hintergrund entdeckte er neue Behandlungsweisen mit Reiki und entwickelte das System weiter. Kurz vor seinem Tod im Jahr 1940 ernannte er seine engste Schülerin, Hawayo Takata, zu seiner Nachfolgerin. Über sie kam das Usui-System in die USA, von wo aus es sich weiter nach Europa ausbreitete.

Als Hawayo Takata 1980 starb, hatte sie mehrere Tausend Menschen in das System eingeweiht. Doch nur 22 dieser Menschen waren von ihr dazu ausgebildet worden, es auch zu lehren, darunter ihre Enkelin Phyllis Furumoto, die heute als ihre Nachfolgerin gilt.

Mittlerweile praktizieren mehrere Millionen Menschen weltweit das Usui-System des Reiki. In nahezu jedem Land der Welt werden regelmäßig Kurse und Behandlungen gegeben. Zu den Ländern, in denen das Usui-System besonders verbreitet ist, gehören neben den USA und Kanada vor allem Großbritannien, Deutschland, Brasilien, Russland, Indien, Australien und Japan. Damit ist das Usui-System des Reiki, neben Yoga, eine der am weitesten verbreiteten spirituellen Traditionen in der Welt.

Unterschiedliche Formen des Systems

Heutzutage gibt es viele unterschiedliche Formen des Usui-Systems, mit verschiedenen Lehrinhalten, Gradeinteilungen und Preisen. Neben dem traditionellen „Usui Shiki Ryoho", so der japanische Name für das System, gibt es verschiedene ambitionierte Weiterentwicklungen, mit Namen wie z. B. „Rainbow Reiki" oder „Karuna Reiki".

Bei der Auswahl eines Reiki-Lehrers sollte darauf geachtet werden, dass dieser über eine gründliche Ausbildung verfügt und bereits einige Jahre an Reiki-Praxis vorzuweisen hat. Aufgrund der hohen Qualitätsunterschiede bei Reiki-Ausbildungen ist es ratsam, eine wohl überlegte Wahl zu treffen. Denn die Teilnahme an einem Reiki-Kurs ist prinzipiell etwas anderes als z. B. der Besuch eines Gymnastik- oder Malerei-Kurses. Während eines Reiki-Kurses nimmt der Lehrer energetische Einweihungen an den Teilnehmern vor. Aufgrund der Tragweite solcher energetischen Einwirkungen auf den menschlichen Organismus ist es wichtig, dass die Einweihungen und das dazugehörige Wissen von Lehrern übermittelt werden, die ein hohes Maß an Integrität und Erfahrung besitzen.

Ziel: Gesundheitsvorsorge!

Angesichts des schwierigen Zustandes der Gesundheitssysteme weltweit kommt heute der Eigeninitiative in Sachen Gesundheitsvorsorge eine immer größere Bedeutung zu. Das Usui-System des Reiki ist sehr gut dazu geeignet, hier einen zentralen Beitrag zu leisten: Innerhalb eines Wochenendes erlernt, gibt bereits der 1. Grad dieses Systems Techniken zur Hand, die leicht umsetzbar sind und die zu einer nachhaltigen, gesundheitlichen Verbesserung führen können – und das bei relativ geringen Kosten, gemessen an der Tatsache, dass die erlernten Fähigkeiten ein Leben lang nutzbar sind.

Mittels der regelmäßigen Selbstbehandlung (rd. 30 min täglich) lassen sich viele gesundheitliche und seelische Probleme direkt bewältigen. Nach vielen Jahren disziplinierter täglicher Selbstbehandlung kann gar ein körperlicher und geistiger Zustand erreicht werden, aus dem heraus nur noch selten, manchmal auch gar keine gesundheitlichen Probleme mehr entstehen. Auch wenn diese Sichtweise nicht zu verallgemeinern ist, da der Umgang mit Krankheit sehr individueller Natur ist, so gibt es doch viele Beispiele langjährig Praktizierender, die dies zeigen.

Die universelle Lebensenergie Reiki ist für Praktizierende des Usui-Systems jederzeit verfügbar, beständig präsent und unerschöpflich im Universum vorhanden. Häufig stellt sich bereits während der Einweihungen oder nach wenigen Behandlungen ein tiefes Gefühl der Verbundenheit mit dem gesamten Universum ein – ein Gefühl, das durch die regelmäßige Selbstbehandlung zu einer inneren Sicherheit werden kann, die einen trägt und dabei unterstützt, den individuellen Lebensweg in der richtigen, für einen selbst stimmigen Weise zu gehen.

Das Wesen von Heilung

Manchmal können durch die Anwendung von Reiki auch schwere Krankheiten schnell überwunden werden. Meistens ist es jedoch so, dass es Jahre der Zuwendung und vor allem auch eine Veränderung der Lebensweise bedarf, um wieder nachhaltig zu gesunden. Dasselbe gilt für die Behandlung chronischer Krankheiten, die im Laufe vieler Jahre entstanden sind und die deshalb meist nicht augenblicklich wieder verschwinden, sondern erst mit der regelmäßigen, täglichen Selbstbehandlung, Stück für Stück, in den Griff zu kriegen sind.

Nach allem, was wir heute darüber wissen, beruht die Funktionsweise von Reiki – wie auch die anderer Formen der Energiemedizin – auf dem Phänomen der Schwingungsänderung. Durch Krankheit, Ärger oder Stress wird der menschliche Organismus in einen disharmonischen Zustand versetzt, dadurch geraten die Schwingungen im Körper durcheinander. Durch Einwirken der universellen Lebensenergie auf den aus dem Gleichgewicht geratenen Organismus kann der disharmonische Zustand in eine harmonische Schwingung zurückgeführt werden. Je nach den besonderen Umständen der Krankheit kann dies unterschiedlich schnell bzw. mit unterschiedlichem Erfolg geschehen.

Eine der Grundannahmen des ganzheitlichen theoretischen Ansatzes der Energiemedizin ist es, vereinfacht gesagt, dass der menschliche Organismus über eine eigene Regulationsebene verfügt, mit deren Hilfe er die ihm zuströmende Lebensenergie regulieren und optimal im Körper verteilen kann. Mit dieser Annahme überein stimmt die Wahrnehmung vieler Reiki-Praktizierender, dass, trotz verschiedener Handpositionen, die bei der Behandlung mit Reiki üblicherweise eingenommen werden, die Energie letztlich immer an jene Stellen im Körper fließt, wo sie am dringendsten benötigt wird.

Der „Reiki-Effekt"

Eine Besonderheit bei dem Usui-System des Reiki ist der Effekt, dass Reiki-Behandler in jedem Fall von Behandlungen, die sie geben, profitieren – egal, ob sie sich selbst oder eine andere Person behandeln. Da ein Reiki-Behandler während der Behandlung als eine Art Kanal für die universelle Lebensenergie fungiert, gibt er dabei nichts von seiner eigenen Energie ab, sondern fühlt sich, ganz im Gegenteil, auch nach Behandlungen anderer Personen in der Regel erfrischt und energetisiert.

Hier liegt ein großer Unterschied zu dem heilerischen Wirken vieler Geistiger Heiler, die teils unter Verwendung ihrer eigenen Energie Heilbehandlungen geben, wodurch es, insbesondere nach vielen aufeinander folgenden Behandlungen, zu Erschöpfungszuständen kommen kann. Eine solche Nachwirkung ist von Behandlungen mit Reiki nicht bekannt bzw. hat, wenn sie dennoch auftritt, meist damit zu tun, dass der Behandler sich bei der Behandlung nicht ausreichend zurückgenommen hat, sondern den freien Fluss der universellen Lebensenergie, sicherlich mit den besten Absichten, jedoch in für den Klienten unpassender Weise, lenken oder dirigieren wollte.

Behandlungsformen

Die im Usui-System des Reiki übliche Form der Behandlung ist die Ganzkörperbehandlung. Dabei befindet sich die Person, die sich Reiki gibt oder es erhält, in liegender Position. Eine vollständige Behandlung dauert rd. 60 bis 90 Minuten. Bei einer Ganzkörperbehandlung werden der Kopf sowie die Vorder- und Rückseite des Körpers behandelt. Dabei werden die Hände direkt auf den Körper aufgelegt.

Während die Mehrzahl der Reiki-Behandler bei der Ganzkörperbehandlung festgelegten Abfolgen von Handpositionen folgt, von denen zwischenzeitlich nur dann abgewichen wird, wenn dies individuell nötig erscheint, richten sich einige Behandler, die sich spezieller Methoden wie z. B. der japanischen Byosen-Technik bedienen, was die Handpositionen angeht fast vollständig nach ihrer Intuition.

Neben den Standardpositionen für eine Ganzkörperbehandlung, die für die Selbstbehandlung z. B. acht Grundpositionen oder für die Behandlung anderer Personen beispielsweise 15 Grundpositionen umfasst, ist auch eine Vielzahl an Sonderpositionen zur Behandlung spezifischer körperlicher und geistiger Probleme bekannt. Die einzelnen Positionen, egal ob Standard- oder Sonderpositionen, werden in der Regel rd. fünf Minuten gehalten, wobei es bei akuten Problemen auch möglich ist, eine Position sehr viel länger zu halten.

Körperliche Empfindungen

Während einer Reiki-Behandlung kann es zu unterschiedlichen körperlichen Empfindungen seitens des Behandlers sowie des Klienten kommen. Manchmal stimmen diese Empfindungen überein, manchmal nicht. So kommt es z. B. häufig vor, dass der Behandler Wärme in seinen Händen spürt, während der Klient dort, wo die Hände des Behandlers aufliegen, ebenfalls Wärme verspürt (was meist ein Zeichen dafür ist, dass viel Energie fließt). Ein anderes Mal mag der Klient ein Kältegefühl in seinem Körper haben, während der Behandler Wärme in seinen Händen spürt (was eher selten vorkommt, dann aber meist ein Zeichen dafür ist, dass ein hoher Energiebedarf besteht, der im Zusammenhang mit chronischen Beschwerden steht).

Viele Reiki-Behandler berichten auch von der Wahrnehmung, dass ihre Hände manchmal geradezu magnetisch an bestimmten Körperstellen „haften" bleiben. In solchen Fällen ist es angezeigt, etwas länger in der entsprechenden Position zu verharren, da diese Stelle dann meist besonders viel Energie benötigt. Andere häufig auftretende Wahrnehmungen, von denen Behandler berichten, sind z. B. ein Kribbeln in den Händen, ein leichtes Vibrieren im Körper oder auch ein leichtes Schütteln. Diese Empfindungen treten in der Regel immer nur kurz auf und sind meist ein Zeichen dafür, dass der Energiefluss zwischenzeitlich eine hohe Intensität erreicht.

Kommt es während der Behandlung seitens des Klienten zu emotionalen Reaktionen wie Lachen oder Weinen oder zu körperlichen Reaktionen wie z. B. Magenglucksen, Aufstoßen oder Husten, dann sollten diese vom Behandler einfach akzeptiert und zugelassen werden. Dabei handelt es sich in der Regel um Begleiterscheinungen körperlicher oder seelischer Prozesse, die durch die Reiki-Behandlung ausgelöst werden und die nun in einer dem individuellen Heilungsprozess zuträglichen Form ihren Ausdruck finden.

Weltweiter Erfolg

Als ein in sich vollständiges System der Energieheilung, das sämtliche Stufen – vom Erlernen des 1. Grades bis hin zur Weitergabe des Systems an andere – umfasst, ist das Usui-System des Reiki in den letzten 25 Jahren weltweit immer populärer geworden. Diese Entwicklung entspricht ganz dem Wunsch von Mikao Usui, dem viel an einer starken Verbreitung der Reiki-Heilmethode lag. So heißt es in der Inschrift eines zu seinen Ehren errichteten Gedenksteines in Tokio in der so typisch japanischen Mischung aus Bescheidenheit und hehrem Anspruch, die erfolgreiche Verbreitung der Reiki-Heilmethode könne „nicht wenig dazu beitragen, die Welt zu retten und den Geist der Menschen zu ergänzen".

Heute, mehr als 80 Jahre nach Usuis Tod, bestehen für das Usui-System des Reiki die besten Aussichten, nachhaltig zu einer tragenden Säule der körperlichen wie geistigen Gesundheit der Menschen zu werden.

KAPITEL 3

Reiki leben

Wie ich zu Reiki kam und die Zusammenarbeit mit der Schulmedizin begann

Von Norbert Lindner

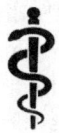

„Aber die Heilkunde bleibt Torso, minderwertiges Stückwerk, wenn sie die Seele nicht berücksichtigt."

ALBERT EHRENSTEIN

Alles begann mit einer angeblichen Blinddarmentzündung. Ich musste für zwei Wochen ins Krankenhaus und kam mit einer haarsträubenden Diagnose wieder heraus. Nicht der Blinddarm, sondern ein Tumor hatte die Reizung verursacht. Der Tumor war sofort entfernt worden, jedoch gab es Entzündungen im Darm, die mir in der Folgezeit noch viele Beschwerden bereiten sollten. Mir wurde ein lateinischer Name um die Ohren gehauen, „Morbus Crohn", mit dem ich überhaupt nichts anfangen konnte.

„Was ist denn dieser ‚Morbus nochwas'?", fragte ich den Arzt. Und ich hörte zum ersten Mal die Worte, die mein Leben entscheidend verändern sollten: „Eine psychosomatische Erkrankung!" So erhielt ich eine erste Ahnung davon, dass die körperliche und die psychische Verfassung eines Menschen in einem Zusammenhang stehen. Und dieser sollte mir von da an in Verbindung mit Schmerzen und Krankheit noch öfter begegnen.

Ich begab mich für einen achtwöchigen Aufenthalt in eine Spezialklinik. Es wurden drei Operationen unter Vollnarkose an mir vorgenommen. Dabei versuchten die Ärzte, Fistelgänge zu entfernen, die sich von dem entzündeten Gewebe aus in meinem Körper verbreiteten. Ich wurde mit immer seltsameren Namen und Krankheitsbezeichnungen konfrontiert, die nur eines zur Folge hatten: eine Operation nach der anderen.

Schließlich, nach fünf Jahren und insgesamt zwölf Operationen – eine davon infolge eines akuten Darmverschlusses, der mich auf einem Wochenendausflug in Österreich ereilt hatte –, kam ich zu dem Ergebnis, dass es so nicht weitergehen könne. Von der beruflichen Seite her war ich gut versorgt. Ich hatte eine sichere Beamtenstelle bei der Telekom, trotz meiner häufigen, krankheitsbedingten Abwesenheit brauchte ich keine Angst vor einer Kündigung zu haben. Jedoch wurde mir nun nahe gelegt, um Rente einzureichen. Mit 22 Jahren in Rente gehen? Mit einem Schwerbehindertenausweis ausgestattet? Das kam für mich nicht in Frage!

Neue Wege gehen

Alles, was ich bis dahin kennen gelernt hatte, war, dass ich von einer Operation zur nächsten geeilt war. Bis auf die Beseitigung der Symptome war dabei jedoch nichts herausgekommen. Nach wie vor war keine wirkliche Besserung in Aussicht. Meine Frage nach der Ursache der Krankheit wurde meist nur mit einem Schulterzucken beantwortet. Und natürlich mit der Erklärung, dass es sich um eine „psychosomatische Erkrankung" handele. Ich bat um Ernährungshinweise und um Empfehlungen, was ich in meiner Lebensführung ändern solle, um gesund zu werden. Nur Antworten erhielt ich darauf nie. Ein Arzt sagte wörtlich: „Wenn ich Ihnen jetzt Ernährungstipps gebe, diese aber nicht helfen und Sie nach einem Jahr wieder zur Operation hier sind, dann würden Sie mich fragen, warum ich Ihnen dazu geraten hätte, Ihre Ernährung umzustellen. Deshalb gebe ich Ihnen keine Empfehlung." Zufriedenstellend war das natürlich nicht.

Ein Kuraufenthalt sollte schließlich Besserung bringen. Zu dieser Zeit wog ich nur noch 67 Kilo, bei einer Körpergröße von 1,94 m. Das Ziel war eine Gewichtszunahme. Ich fühlte mich wirklich krank. Doch dieser Kuraufenthalt stellte einen Wendepunkt für mich dar.

Gleich zu Beginn, mittags im Speisesaal, stand einer der Patienten, mit dem ich am Tisch saß, mit schmerzverzogenem Gesicht auf und verließ den Saal. Auf meine Frage hin, warum er so kurz vor dem Essen noch weg gehe, sagte man mir, dass er sich eine Dosis Morphium aus seinem

Zimmer hole. Ich war erstaunt, dass jemand Morphium auf dem Zimmer hatte und erfuhr, dass er sich im Endstadium seiner Tumorerkrankung befand und wohl nur noch zwei Wochen zu Leben hatte. Ich bekam einen Kloß im Hals. Dann bemerkte ich, dass mein Tischnachbar ein kleines Gerät bei sich trug. Seine Darmoperationen waren nicht positiv verlaufen, und er wurde mittlerweile künstlich ernährt. Nur aus Gründen der Geselligkeit war er noch bei den Mahlzeiten mit dabei. Als ich am gleichen Tag dann mit dem Dritten im Bunde schwimmen ging und bemerkte, dass dieser bereits einen künstlichen Darmausgang besaß, wurde mir klar: Mit meinem Zustand kann alles noch viel schlimmer werden. Wenn ich nicht sofort anfange, ernsthaft etwas für mich zu tun, bin ich bald auch soweit wie meine Mitpatienten.

Positives Denken

Die Erkenntnis dieser Wochen war, dass ich mein Leben selbst in die Hand nehmen musste. Dass ich für mich selbst zu sorgen hatte. Kein anderer übernimmt das für einen, so wurde mir nun klar. Solange ich mich krank fühlte, war ich auch tatsächlich krank: Ich fütterte diesen Zustand regelrecht mit meinen negativen Gedanken. Selbstverständlich, ich hatte eine reale Erkrankung – doch wenn diese eh schon die ganze Zeit über da ist, so erkannte ich, dann muss ich mich nicht auch noch dauernd innerlich mit ihr beschäftigen.

Also stellte ich meine bewussten Gedanken auf positive Aspekte um. Ich sagte mir immer wieder: „Humor ist, wenn man trotzdem lacht!" Mit einem gewissen Sinn für Ironie und etwas schwarzem Humor begann ich, wieder häufiger zu lachen. Und ich bekam das Buch von Dr. Joseph Murphy in die Hände, „Die Macht Ihres Unterbewusstseins". Hier fand ich die Bestätigung, meinem Verstand Positives einzugeben und negative Gedanken zu verbannen. Und wenn mir dies einmal nicht gelang, dann stellte ich dem negativen Gedanken zumindest einen positiven Gedanken zur Seite. „Die Gedanken sind frei, und was ich denke, bestimme ich", so lautete meine Devise. Und ich hatte Erfolg damit. Ich fühlte mich besser. In Bezug auf meinen Darm hatte ich mir eine „dicke Haut" zugelegt und war nun nicht mehr so empfindlich, wenn es einmal nicht so gut lief.

Ich begann, das Thema „psychosomatische Erkrankung" tiefer zu ergründen. Im Duden fand ich folgende Erklärung dazu: „Die Wechselbeziehung zwischen Körper und Seele ist gestört." Na schön, dachte ich, mein Körper ist ja mittlerweile medizinisch soweit durchgecheckt, aber was ist mit Seele gemeint? Und vor allem: Wie kann ich mit der Seele zusammenarbeiten, damit sie keine Beschwerden mehr auf der körperlichen Ebene produziert? Ich begann zu suchen, und – so komisch es klingen mag – letztlich war es eine Warze, die mir den Weg wies. Ich hatte an einem meiner kleinen Zehen schon seit längerem eine Warze, die immer größer wurde. Seit einem Jahr störte sie mich enorm. Einen Arzttermin hatte ich auch schon ausgemacht, um die Warze entfernen zu lassen. Doch dazu sollte es nicht mehr kommen. Denn nach einem Einführungswochenende in Meditation war sie verschwunden. Da wusste ich, dass ich auf dem richtigen Weg war.

Ein Jahr widmete ich mich nun sehr intensiv der Meditation, begleitet von vielen Seminaren, Gruppen und Selbsterfahrungswochenenden. Ich las Bücher über verschiedene geistige Lehren und veränderte einiges in meinem Leben. Ich löste mich aus einer unglücklichen Beziehung und hängte vor allem meinen Beamtenjob an den Nagel. Daraufhin arbeitete ich halbtags, um noch genügend Zeit für mich und meine Suche zu haben. Doch leider stellte ich fest: Auch wenn man mit Tausenden von Mitmenschen gemeinsam auf der Suche ist, so ist man letztlich doch alleine damit. Denn jeder hat seinen eigenen, individuellen Weg, und genau den muss jeder für sich selber finden. Schließlich nützt es wenig, den Weg eines anderen nachzuahmen oder zu gehen. Das kann vielleicht eine Zeitlang helfen, aber sicherlich nicht auf Dauer.

Eigeninitiative

Eine Folge der zahlreichen Seminare, an denen ich teilnahm, und der vielen unterschiedlichen Lehren, mit denen ich dabei konfrontiert wurde, war, dass ich mich ein Stück weit verwirrter fühlte als vorher. Plötzlich hatte ich keine Lust mehr, Ärzte oder Heilpraktiker mit der Bitte um Hilfe aufzusuchen. Heiler, Schamanen oder kraftvolle Orte zu besuchen, um Heilung zu bekommen. Ich wollte mir nicht mehr die Karten für meine Zukunft legen, mir mein Horoskop erstellen lassen oder ein Buch nach dem anderen lesen. Da sowieso alles in mir liegt, wie ich immer deutlicher sah, und ich es war, der krank war – oder, milder gesagt, Schwierigkeiten hatte –, musste auch ich es sein, der etwas tut.

Ich konnte nicht mehr auf Hilfe von außen warten. Ich wollte selber etwas erlernen, das ich für mich anwenden konnte, ohne dabei auf eine andere Person angewiesen zu sein. Als erstes lernte ich Yoga kennen. Aber mit den Übungen kam ich nicht so recht klar, da ich eher ungelenkig bin. Dann machte ich Erfahrungen mit Tai Chi, was mir von den Bewegungen her gut gefiel. Nur suchte ich ja eigentlich nach einer Methode, die mir sofort und effizient half. Zwar ging es mir mittlerweile schon erheblich besser, aber so richtig gesund fühlte ich mich immer noch nicht. Nach wie vor stellten sich kleinere Entzündungen ein, die den Darm immer wieder von neuem verengten. Durch eine fortschrittliche Lasertechnik waren zwar keine größeren Operationen mehr nötig. Ich hatte jedoch immer wieder kleinere Operationen durchzustehen, bei denen ich einige Tage im Krankenhaus verbringen musste.

Eines Tages erzählte mir eine Freundin von Reiki. Eigentlich schwärmte sie eher davon. Durch meine technische Ausbildung war ich ziemlich rational geprägt und konnte nicht so recht verstehen, wie es möglich sein sollte, durch meine eigenen Hände Energie fließen zu lassen und durch das Auflegen der Hände auf den Körper dann auch noch Heilung zu bewirken. Aber ihre Ausführungen faszinierten mich, und so lernte ich meinen Reiki-Meister kennen.

Als erstes erhielt ich eine Behandlung. Es war erstaunlich für mich, was ich dabei alles verspüren konnte. Mein Reiki-Lehrer nahm sich viel Zeit. In den folgenden drei Tagen erhielt ich weitere Behandlungen. Ich war sehr angetan, weil ich neben der körperlichen Reinigung auch eine psychische Ausgewogenheit empfand. Ich konnte es kaum erwarten, den 1. Grad zu erlernen.

Reiki hilft!

Die Erfahrungen, zu denen ich auf diese Weise kam, waren durchweg erstaunlich. Ich weiß noch, wie z. B. ein Sodbrennen, das mich oft begleitete, nach einer kurzen Behandlung des Magens plötzlich völlig verschwunden war. Ich fühlte mich überglücklich, endlich eine Methode gefunden zu haben, bei der ich mich zu jeder Zeit selbst behandeln konnte, wann immer ich wollte. Ich musste nun nicht mehr zu einer anderen Person gehen, um eine Linderung meiner Schmerzen zu erfahren. Vielmehr konnte ich selbst in meinen Körper hineinspüren und dabei auch ein Stück weit eine Diagnose stellen. Ich hatte eine Methode gefunden, die es mir ermöglichte, meinen Körper wie auch meine Psyche zu regenerieren und zu heilen.

Meine Hauptbeschwerden waren damals die häufigen Schmerzen und Koliken, die durch die Verengungen im Darm entstanden. Gerade bei diesem Krankheitsbild ist eine Entspannung von größter Wichtigkeit. Und Reiki hat hervorragend geholfen. Seit nunmehr zehn Jahren bin ich absolut beschwerdefrei. In meiner Praxis als Heilpraktiker habe ich mich heute auf den Bereich Psychosomatik spezialisiert.

Körper und Psyche

Mit Reiki können wir den Körper wie auch die Psyche eines Menschen behandeln, und ich erkenne immer mehr die besondere Wichtigkeit dieses Zusammenhangs. Wenn ich heute eine Reiki-Behandlung gebe, dann gebe ich sie nicht bloß, um das *Chi* des Menschen zu stärken, Schmerzen zu lindern oder eine Erkrankung zu heilen, sondern ich schaue mir den Menschen in seiner Ganzheit an. Mit der Zeit habe ich die Fähigkeit in mir ausgebildet, während der Reiki-Behandlung – bis zu einem gewissen Grad – auch die psychischen und seelischen Leiden der behandelten Person zu erspüren; sogar mehr noch als die entsprechenden körperlichen Beschwerden (die sich ja auch vom Einzelnen erfragen lassen). Ich sehe hier meine Aufgabe als Heilpraktiker auch in der Rolle als Mittler zwischen Körper und Psyche des Menschen. Oft kommen in Behandlungen Bilder zum Vorschein, die dann gedeutet werden wollen. Das geht natürlich nicht einfach zwischen Tür und Angel, sondern erfordert ein ausgiebiges, persönliches Gespräch, auf der Grundlage langjähriger Erfahrung und mit viel Fingerspitzengefühl.

Wenn ich heute an die Zeit meiner Erkrankung zurückdenke, so habe ich den Schmerz und das damit verbundene Leid nicht vergessen. Ich stellte mir damals häufig die Frage: Warum ich? Und ich kenne viele Menschen, die heute in einer ähnlichen Lage sind und die sich dieselbe Frage stellen. Nur: Einige stellen sich diese Frage und, anstatt sich auf die Suche nach einer Antwort zu begeben, denken sie nicht weiter darüber nach oder bemitleiden sich lieber selbst. Andere wiederum versuchen tatsächlich und wahrhaftig, eine Antwort zu finden.

Ich habe auf diese Frage für mich eine Antwort erhalten. Und auch was den Sinn des Lebens im Allgemeinen und meine Lebensaufgabe im Speziellen angeht, so sind da keine Fragezeichen mehr für mich. Seit ich mit Reiki in Kontakt gekommen bin, hat sich mein Leben so stark gewandelt, dass ich gar nicht im Detail benennen könnte, was sich alles verändert hat. Mit Reiki zu sein ist für mich zu meinem Leben geworden. Und das stimmt nicht nur für mich. Auch meine Familie lebt mit Reiki.

Freier Energiefluss

Damals, während meiner Erkrankung, stand natürlich der Aspekt der körperlichen Heilung im Vordergrund. Jedoch gehört zu einem gesunden Körper, wie man so schön sagt, schließlich auch ein gesunder Geist. Für mich ist Reiki keine Methode, die ich nur in bestimmten Situationen hervorhole. Es ist vielmehr ein ständiges Begleitet-werden, das sich aus der regelmäßigen Selbstbehandlung heraus ergibt. Manchmal höre ich von Reiki-Praktizierenden, die sich nur dann behandeln, wenn es ihnen schlecht geht. Das ist ja auch wunderbar. Aber ich kann von mir sagen, dass ich fast dauerhaft ein Strömen und Kribbeln in meinen Händen verspüre, das ich mittlerweile gar nicht mehr abschalten kann (und auch gar nicht abschalten möchte). Wenn ich dann die Energie fließen lasse, spüre ich sie in meinem ganzen Körper, meist begleitet von einer tief gehenden Wärme. In meiner damaligen Erkrankung sehe ich heute den Beginn eines Weges, den ich nach wie vor beschreite. Das Thema Psychosomatik hat mich seitdem nicht mehr losgelassen.

Gerade dieser Aspekt war es auch, der mich zum 2. Grad streben ließ. Ich verspürte eine Steigerung des Energieflusses und erhielt die Möglichkeit, bis zu den feineren, unbewussten Ebenen des Seins vorzudringen. Dies ist auch heute noch meine Hauptanwendung von Reiki. Ich arbeite sehr gerne mit Fernreiki, also mit Fernbehandlungen, und der damit verbundenen Chance, Positives in meinem Leben zu bewirken. Und die direkte Arbeit mit dem Unterbewusstsein ist für mich immer wieder aufs Neue faszinierend.

Auslandsaufenthalt

Ende 1996 durfte ich auf Mallorca von meinem Reiki-Lehrer Eric Meyer zum Meister eingeweiht werden. Damit begann eine intensive Zeit des Lernens. Eric war sehr genau in allem und forderte viel von einem Meister. Schließlich ist es ja nicht einfach bloß ein Titel, den man so nebenbei erhält, sondern damit geht eine große Verantwortung einher, sich selbst, den Menschen und auch Reiki gegenüber. Eric hat mich immer gelehrt, dass alles, was ich gebe, zu mir zurückkommt. Er ist ein Lehrer reinen Herzens, und dies galt es auch in seiner „Schule" zu lernen. Nicht ich bin wichtig, sondern Reiki ist es. Nicht ich heile, sondern Reiki. Ich bin „nur" ein Kanal, der die Kraft überträgt.

1997 haben meine Frau und ich uns dann entschlossen, mit unseren beiden Söhnen nach Mallorca zu ziehen. Anfangs hatte ich eigentlich vorgehabt, nur ein paar Monate mit meiner Familie dort Urlaub zu machen. Mein ältester Sohn war vier Jahre alt, und bevor die Schule für ihn begann, wollte ich noch verstärkt mit meiner Familie zusammensein. Ziemlich schnell entstand allerdings der Plan, gleich ein ganzes Jahr auf Mallorca zu bleiben. In Augsburg haben wir uns abgemeldet und die Wohnung gekündigt. Alles was noch blieb, war ein kleines Lager und eine Bankverbindung. Das war ein herrliches Gefühl, auf dem Einwohnermeldeamt zu sagen: „Ich ziehe um, nach Mallorca."

Zuvor hatte ich mit Eric, der auf Mallorca wohnte, darüber gesprochen, dass ich in Hotels dort Vorträge halten könne, um den Menschen Reiki näher zu bringen. Als es dann soweit war, musste ich jedoch durch eine harte Schule. Zwar erhielt ich viel Unterstützung von Eric, der bereits Kontakte zu zwei Hotels hatte, wo ich die Vorträge schließlich halten konnte. Jedoch dauerte es fast ein halbes Jahr, bis alles geklärt war und ich mich dementsprechend vorbereitet hatte.

Ich weiß noch genau, wie ich mich bei meinem ersten Vortrag fühlte. Ich war aufgeregt und zitterte. Meinen Text hatte ich auswendig gelernt und trug ihn auch dementsprechend steif vor. Eric sagte mir hinterher: „Du musst lebendiger sprechen." Wie das ging, verstand ich erst ein, zwei Jahre später so richtig. Trotzdem meldete sich gleich nach meinem ersten Vortrag einer der Zuhörer zum Reiki-Seminar an. Der Anfang war gemacht, und so begann meine Tätigkeit als Reiki-Lehrer. Aus den zwei Hotels wurden drei, und ich hielt eine Zeitlang jede Woche drei Verträge. Viele der Zuhörer wollten auch einfach mal eine Reiki-Behandlung ausprobieren. Einmal war ein Mann dabei, der in Deutschland bei einer Prüfungsstelle einer Krankenkasse arbeitete. Während seines Urlaubs kam er nun zu mir und sagte: „Ich möchte auch einmal erfahren, wovon mir so viele Menschen berichten."

Vertrauen

Es war eine schöne, aber auch schwierige Zeit. Was ich damals am meisten lernte, war Vertrauen. Oft kamen nur ein oder zwei Leute zu einem Vortrag. Und es passierte auch schon mal, dass gleich zehn Leute aufstanden, sich bedankten und gingen. Das hieß dann für mich: Keine Behandlung, kein Seminar. ‚Na gut, morgen ist auch noch ein Tag', dachte ich dann. Wenn aber eine ganze Woche lang kein Behandlungs- oder Seminartermin zustande gekommen war und auch in der folgenden Woche nichts passierte, mussten wir schon manchmal darüber nachden- ken, wie es uns weiterhin gelingt, etwas zu essen zu kaufen. Das war schon eine große Prüfung. Letztlich hat sich aber immer wieder etwas ergeben, wir hatten immer genug zum Leben.

Nach einem Jahr mussten wir uns entscheiden: Gehen wir zurück nach Deutschland oder bleiben wir auf Mallorca? Schließlich wurden aus den anfänglich geplanten drei Monaten insgesamt fünf Jahre und zehn Tage. In dieser Zeit hielt ich mehr als 500 Vorträge. Mit der Zeit wurden sie auch lebendiger, weil ich immer mehr Erfahrungen mit Reiki machte, die ich bei den Vorträgen weitergeben konnte. In dieser Zeit habe ich auch gelernt, Reiki zu „erklären". Während der ersten Vorträge hatte ich noch Angst, Fragen gestellt zu bekommen. Manchmal dachte ich: ‚Hoffentlich ist kein Arzt dabei, der mich löchert.' Heute habe ich von der Ordensschwester über den Pfarrer bis hin zum Handwerker Angehörige fast aller Berufsgruppen ausgebildet. Die älteste Person in meinen Seminaren war 94 Jahre alt, die jüngste sieben.

Entscheidender Kontakt

Was mich die Zeit auf Mallorca gelehrt hat, ist, mich auf jeden Men- schen, der zu mir kommt, persönlich einzustellen. Ich kann nicht er- warten, dass jeder meinen Erklärungen sofort folgen kann. Ich muss die verschiedenen Argumente und Erklärungsweisen für jeden Menschen individuell finden. Diese Herangehensweise hat mir auch enorm geholfen, in der Zusammenarbeit mit Medizinern Fuß zu fassen. Einem Esoteriker etwas von Lebensenergie zu erzählen, ist relativ einfach. Spricht man jedoch mit einem Mediziner und versucht, Reiki z. B. mit den Worten „Reiki ist eine universelle Energie, die wir durch Handauflegen auf den Menschen übertragen" zu erläutern, dann, so habe ich feststellen können, ist dies meist wenig erfolgreich.

Ich erinnere mich noch an meinen ersten, entscheidenden Kontakt mit einem Mediziner. Oft werde ich heute gefragt, wie ich es denn geschafft hätte, in einem Krankenhaus mit Reiki zu arbeiten. Und ich kann nur sagen: Ich wurde angerufen! Nachdem wir vier Jahre auf Mallorca waren, klingelte eines Tages das Telefon, und meine Frau reichte mir den Hörer mit den Worten „… ein Professor Gunia aus Deutschland …". Ich sagte „Hallo!" und war dann erst einmal erschlagen von dem, was folgte: „Mein Name ist Dr. Gunia, ich bin Professor der Traditionellen Chinesischen Medizin …" – ‚Hoppla', dachte ich, ‚was will denn der von mir?' Er erzählte mir, dass wir eine gemeinsame Patientin hätten, die ihm von einer Reiki-Behandlung auf Mallorca vorgeschwärmt habe.

Im weiteren Verlauf des Gesprächs wurde mir klar, um wen es sich dabei handelte: Es waren drei Freundinnen gewesen, die gemeinsam auf Mallorca Urlaub gemacht hatten. Eigentlich hätten sie in einem anderen Hotel untergebracht sein sollen, wo ich keine Vorträge hielt. Aber eine der drei hatte zu spät gebucht, und das ursprünglich gewünschte Hotel war schon ausgebucht gewesen. Schließlich wohnten alle drei zusammen in einem der Hotels, wo ich Vorträge hielt. So kamen sie zu Reiki. Ich weiß noch, wie sie damals gesagt hatten: „So ein Zufall, sonst hätten wir Reiki nie kennen gelernt." (Eines habe ich auch auf Mallorca gelernt: Es gibt keine Zufälle!)

Dr. Gunia erklärte mir weiterhin am Telefon, dass er in ein paar Monaten nach Mallorca kommen und sich gerne mit mir treffen wolle. Was ich erst später erfuhr war, dass ihm auch einer seiner Kollegen empfohlen hatte, Reiki kennen zu lernen. Wir unterhielten uns ausgiebig am Telefon und verstanden uns auf Anhieb gut. Schließlich verblieben wir so, dass er mir Bescheid geben wolle, wenn er nach Mallorca käme. Ich hatte von Anfang an ein gutes Gefühl in der Sache, jedoch den Anruf bald vergessen. Es dauerte dann ein paar Monate, bis die Nachricht kam, dass Dr. Gunias Besuch kurz bevorstünde.

Zurück nach Deutschland

Wir vereinbarten ein Treffen, zu dem ich zwar 20 Minuten zu spät kam – die Uhren auf Mallorca laufen eben anders –, aber schließlich saßen wir zusammen und verbrachten zwei anregende Stunden miteinander. In der Folge lud ich Dr. Gunia zu uns nach Hause ein und stellte ihn meiner Familie vor. Leider verging die Zeit wie im Flug, und deshalb lud ich ihn für einen weiteren Aufenthalt nach Mallorca ein, als Gast in unserem Hause. Und er sagte zu. Das war etwas, wie er mir später sagte, was er zuvor noch nie gemacht hatte: Einfach für ein paar Tage eine fremde Familie zu besuchen und in deren Haus zu wohnen. Diesen Dezember werde ich nie vergessen. Wir grillten am Strand, bei herrlichem Wetter und 26 Grad Celsius, und verbrachten eine wunderbare Zeit miteinander. Schließlich weihte ich Dr. Gunia in den ersten Reiki-Grad ein.

Wenn es möglich war, habe ich die Ausbildung immer in der Nähe eines kleines Klosters gemacht, wo man in 200 Meter Höhe, auf einer Steilklippe, den Überblick über eine Landzunge und das Meer hat. Diesen Ort vermisse ich noch heute.

Im Zuge der weiteren Ausbildung in Reiki lud mich Dr. Gunia nach Bramsche ein, in das Johanniter-Krankenhaus, wo er eine Abteilung für Traditionelle Chinesische Medizin (TCM) leitete. Gesagt, getan! Im Januar 2001 war ich zum ersten Mal wieder beruflich in Deutschland. Als Reiki-Lehrer in einem Krankenhaus, das war schon ein gutes Gefühl. Diese Woche war von einer Zusammenarbeit mit den Ärzten geprägt, die nicht nur den Patienten gefiel. Viele empfanden die Kombination von Akupunktur mit Reiki als einzigartig. Die Behandlung mit den Akupunkturnadeln half den Patienten, ihre Energie in Ausgleich zu bringen. Und in den Reiki-Seminaren zeigte ich ihnen, wie sie ihr *Chi* stärken können.

Damals bestand noch ein rechtliches Problem, denn ohne Heilpraktikerschein durfte ich keine Reiki-Behandlungen geben. Also konzentrierte ich mich auf die Ausbildung der Patienten, denn Reiki-Seminare geben, das durfte ich auch ohne HP-Schein. Im Übrigen war die Behandlung der Patienten sozusagen das Spezialgebiet von Dr. Gunia, und das sollte auch so bleiben. Wir wollten diesbezüglich nicht in Konkurrenz zueinander treten und auch die Patienten nicht mit der Frage verwirren, von wem sie sich denn nun behandeln lassen sollten. Auch in meiner heutigen Zusammenarbeit mit Ärzten ist dies grundsätzlich so geregelt und hat sich in den letzten vier Jahren hervorragend bewährt.

In dieser Woche hielt ich auch meinen ersten Vortrag über Reiki in der TCM-Abteilung des Johanniter-Krankenhauses. Der Vortrag war in der Presse angekündigt worden, und Dr. Gunia hatte seinen Patienten gesagt, dass er dazu einen Reiki-Meister aus Mallorca eingeladen hatte. Das war schon außerordentlich, wenn man es sich einmal überlegt. Selbstverständlich fragte ich mich auch, warum ausgerechnet ich diese Chance erhielt, bei all den Reiki-Lehrern, die es ja in Deutschland gab. Und nun kam ich hierher zurück, obwohl ich gerade auf Mallorca Fuß gefasst hatte, kam zurück nach Deutschland, um Reiki zu lehren. Ich sah es als Bestimmung.

Vor rd. 30 Personen hielt ich meine jahrelang geübten, mittlerweile sehr lebendigen Vorträge, und zu den Seminaren kamen nicht nur die Patienten. Einige Empfehlungen halfen mir, in Bramsche ein zweites Standbein aufzubauen. Bald war ich einmal im Monat für eine Woche zu Besuch, und schließlich erfuhr ich von dem Vorhaben Dr. Gunias und eines befreundeten Arztes, die Traditionelle Chinesische Medizin an einem Krankenhaus in Berlin einzuführen.

Integrative Medizin

Als ich 2002 zum ersten Mal in der St. Hedwig-Klinik in Berlin stand, war ich ganz schön aufgeregt. Ein katholisches Krankenhaus mit einer Abteilung für Traditionelle Chinesische Medizin. Dabei wurde die entsprechende Abteilung „Zentrum für Traditionelle Chinesische und Integrative Medizin" genannt. Auf diese Weise konnten auch Heilmethoden integriert werden, die nicht im direkten Zusammenhang mit der chinesischen Medizin standen.

Der Zuspruch der Patienten war enorm und stellte mich vor ein weiteres Problem. Ich wollte nicht mehr so oft von meiner Familie getrennt sein. Wir standen vor einer schweren Entscheidung. Entweder wir würden auf Mallorca bleiben und ich würde die neue Zusammenarbeit aufgeben müssen, oder wir würden wieder nach Deutschland zurückkehren. Letztlich entschieden wir uns für Deutschland, was wir bis heute nicht bereuen; das Einzige, was wir noch immer vermissen, ist das gute mallorquinische Wetter.

So kamen meine Frau, mittlerweile drei Kinder, drei Katzen, zwei Hunde, ein Pony und ich wieder zurück nach Deutschland. In den Jahren auf Mallorca hatte ich manchmal das Gefühl gehabt, dass unsere Zeit dort so etwas wie „die Ruhe vor dem Sturm" sei. Und rückblickend ist sie das auch gewesen. Als ich anfing, in Berlin tätig zu sein, hätte ich jeden Tag von 9 bis 20 Uhr in der TCM-Abteilung der Klinik verbringen können. Es galt also, sich einen guten Ablauf zu überlegen, um Patienten, Mitarbeitern und meiner Familie gleichermaßen gerecht werden zu können.

Von den ärztlichen Mitarbeitern in der Abteilung erhielt ich viel Unterstützung. Anfangs schaute manch einer zwar etwas skeptisch drein. Doch nachdem wir uns näher kennen gelernt hatten und es zu ersten Erfahrungen mit Reiki gekommen war, ließen sich viele der ärztlichen Mitarbeiter auch in Reiki ausbilden. Auf diese Weise hatten sie die Reiki-Energie in Behandlungssituationen selbst zur Verfügung, konnten z. B. bei Akupunktur-Behandlungen Reiki mit einfließen lassen und ganz allgemein ein besseres Verständnis des *Chi*-Flusses entwickeln. Für mich galt auch weiterhin, wie schon während meiner Tätigkeit im Johanniter-Krankenhaus, dass die Behandlung der Patienten ausschließlich Sache der ärztlichen Mitarbeiter war. Ich konzentrierte mich vor allem auf die Ausbildung von Patienten in Form von Reiki-Seminaren.

Weitere Entwicklung

Die Herausforderungen mit Reiki wuchsen, denn die Menschen setzten viel Hoffnung in die Seminare. Oft waren schwere Krankheitsbilder bei den Seminarteilnehmern vorhanden, und nur selten kam eine Person, der es ausschließlich um ihre Gesundheitsvorsorge ging. Viele der Patienten waren medizinisch austherapiert. Wenn sie mir ihre Krankheitsbilder erläuterten, dann geschah dies meist unter Verwendung der lateinischen Bezeichnungen. Ich kannte mich diesbezüglich nicht so gut aus und merkte, dass ich Nachholbedarf hatte. So begann ich, mich für eine Heilpraktikerausbildung zu interessieren, zum einen, um ein besseres Verständnis vom menschlichen Körper zu erlangen, zum anderen, um in der Folge auch therapeutisch mit Reiki arbeiten zu können. Wie es der „Zufall" wollte, lernte ich in der Abteilung jemanden kennen, der eine Heilpraktikerschule in Berlin besitzt.

Kurze Zeit später begann ich meine Ausbildung an der Berliner Schule für Heilkunde, deren hohes Ausbildungsniveau mich sehr beeindruckte. So begann eine Zeit des intensiven Lernens. Mein Zeitplan sah damals so aus: Drei Wochen Arbeit in der TCM-Abteilung, dann eine Woche HP-Schule, und die ganze Zeit über büffeln, büffeln und nochmals büffeln. Der Lohn war schließlich die bestandene Prüfung und die damit einher gehende Erlaubnis, nun endlich in Deutschland als Heilpraktiker praktizieren zu dürfen.

Etwa zur Zeit meiner Heilpraktikerprüfung beendete Prof. Gunia seine Tätigkeit am „Zentrum für Traditionelle Chinesische und Integrative Medizin" der St. Hedwig-Klinik, um sich besser auf seine neue Aufgabe als Dozent an der Universität in Potsdam konzentrieren zu können. Plötzlich fand ich mich vor rd. 30 Studenten wieder, denen ich über das *Chi* berichtete. Prof. Gunia hatte den Studenten gesagt: „Ich kann euch das *Chi* nicht zeigen, aber ich kenne jemanden, der es euch verspüren lässt." Im Rahmen meines Vortrags über Reiki durfte ich die Studenten auch mit der universellen Lebensenergie behandeln und ihnen so ein direktes Gefühl davon vermitteln.

Mit dem Ausscheiden Prof. Gunias aus dem „Zentrum für Traditionelle Chinesische und Integrative Medizin" der St. Hedwig-Klinik habe auch ich diese Abteilung verlassen, um fortan in meiner eigenen Praxis flexibler arbeiten zu können. Manchmal muss man einen großen Schritt wagen, und wie ich heute sagen kann: Auch dieser Schritt hat sich für mich gelohnt.

Die Zusammenarbeit mit den Ärzten setzt sich indes weiter fort. Momentan arbeite ich mit unterschiedlichen Bereichen der Medizin zusammen. Beispielsweise bin ich vorort in verschiedenen Arztpraxen tätig. Durch die Vertretungen, die Ärzte für ihre Kollegen zeitweise machen, kommen immer wieder auch Patienten aus anderen Praxen zu mir. Dies hat zur Folge, dass diese ihrem Arzt von Reiki berichten und so die Zusammenarbeit auch in anderen Praxen gewünscht wird. Meinen Schwerpunkt habe ich derzeit im Wiegand Sporting Club, einem renommierten Sportclub in Berlin mit einer großen physiotherapeutischen Praxis, wo ich Behandlungen gebe und auch meine Reiki-Seminare abhalte. Weiterhin steht ein Krankenhaus bei Berlin für die Zusammenarbeit zur Verfügung.

KAPITEL 4

Die Energiemedizin integrieren
Mein Lebensweg als Arzt und Mediziner

Von Prof. Dr. med. Günter H. Gunia

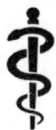

„Die Medizin ist eine Naturwissenschaft.
Aber das Arzttum ist keine Naturwissenschaft,
sondern das Arzttum ist das Letzte und Schönste und Größte
an Beziehungen von Mensch zu Mensch. Das Arzttum ist das Königliche.
Die Naturwissenschaften sind die Minister dieses Königs,
die dienen müssen und nicht herrschen dürfen. "

FERDINAND SAUERBRUCH

Die Medizin entdeckte ich während meiner Grundausbildung in der Bundeswehr. Zuvor hatte ich bereits verschiedene Ausbildungswege beschritten. Aus einer Technikerfamilie stammend, hatte ich eine Ausbildung zum Betriebsschlosser absolviert und dann ein Ingenieurstudium anvisiert. Um schließlich doch etwas mehr Freiheit in der Berufswahl zu gewinnen, entschied ich mich dafür, zunächst das Vollabitur nachzuholen. Dabei entdeckte ich meine Stärken im Bereich Mathematik und Volkswirtschaft und begann schließlich das Studium der Volkswirtschaft an der Universität Köln. Dies fand jedoch bereits nach Ende des ersten Semesters ein jähes Ende: Die Bundeswehr stellte mich in ihren Dienst.

Während der Grundausbildung bei der Bundeswehr merkte ich sehr schnell, dass ich lieber Menschenleben retten als vernichten wollte und wechselte in den Sanitätsdienst. Nach meiner praktischen Ausbildung zum Betriebsschlosser und meiner theoretischen Vorliebe zur Volkswirtschaft fand ich nun in der Medizin die gelungenste Verbindung zwischen Theorie und Praxis. Bis heute schätze ich es sehr, dass die Medizin einerseits einen hohen theoretischen Anteil hat, der in der fortwährenden

Beschäftigung mit den zahlreichen, zugrunde liegenden Wissensgebieten liegt, sowie andererseits einen hohen praktischen Anteil, der vor allem in der Behandlung von Patienten seinen Ausdruck findet.

Medizinische Laufbahn

Nachdem ich mich bei der Bundeswehr mit körperlichen Erkrankungen und Verletzungen zu beschäftigen hatte, beschloss ich danach, zunächst für ein Jahr Erfahrungen als Pfleger in der geschlossenen Psychiatrie zu sammeln, bevor ich mich um einen Studienplatz für Medizin bemühen wollte. Mit diesen beiden Erfahrungen, bei der Bundeswehr und in der Psychiatrie, war die Basis für meinen späteren, ganzheitlich-medizinischen Lebensweg gelegt.

Das Medizinstudium absolvierte ich an der Medizinischen Hochschule in Hannover. Dabei legte ich die Schwerpunkte in den Bereichen Hämatologie[1], Pathologie[2] und Gerichtsmedizin. In letzterem Fach promovierte ich an der Universität Heidelberg.

Meine Facharztausbildung fand vornehmlich im internistischen[3] Bereich statt, begleitet von psychotherapeutisch und psychologisch orientierten Zusatzausbildungen. Als sich in der Nähe meiner Ausbildungsklinik die Gelegenheit bot, eine Landarztpraxis zu übernehmen, nahm ich diese wahr. Ich baute die Praxis zu einer gemütlichen, komfortablen und zugleich auch technisch sehr anspruchsvollen, ganzheitlich orientierten Praxis aus.

Neben der Grundversorgung der Patienten im somatischen[4] und psychosomatischen Bereich bot ich in meiner Praxis ein breites internistisches Spektrum an, darunter verschiedene endoskopische[5] Verfahren und Ultraschallverfahren. Darüber hinaus war ich als ärztlicher Berater

---

1 Hämatologie: Teilgebiet der Medizin, auf dem man sich mit dem Blut und den Blutkrankheiten befasst.
2 Pathologie: Wissenschaft von den Krankheiten, besonders von ihrer Entstehung und den durch sie hervorgerufenen, organisch-anatomischen Veränderungen.
3 Internist: Facharzt für innere Krankheiten.
4 somatisch: den Körper betreffend.
5 Endoskopie: Ausleuchtung und Ausspiegelung einer Körperhöhle mit Hilfe des Endoskops. / Endoskop: In eine Lichtquelle eingeschlossenes, optisches Instrument zur Untersuchung von Hohlorganen und Körperhöhlen sowie zur gezielten Gewebsentnahme.

für eine private psychiatrische Klinik tätig. An den Abenden wurden in meiner Praxis psychotherapeutische Gruppentherapien durchgeführt. Außerdem leistete ich, nach erfolgreicher Ausbildung zum Rettungsarzt, beim Einsatz verschiedener Rettungsmittel wie z. B. Rettungshubschraubern, Notarztmotorrädern und Notarztwagen ärztliche Hilfe.

Positiver Eindruck

Die Tätigkeit als Arzt in einer großen Landarztpraxis führte, trotz durchschnittlich rd. 100 Wochenarbeitsstunden (oder vielleicht gerade deshalb), zu einer größeren Nähe zu den Patienten, als dies in anderen Facharztpraxen üblicherweise der Fall ist. In einer solchen Landarztpraxis wird nicht nur der Mensch mit seinen Symptomen behandelt, sondern der Kranke wird stets ganzheitlich gesehen, im psychosozialen Mittelpunkt seiner Familie und seines Arbeitsumfeldes. Aus dieser Konstellation heraus entstand bei mir schon nach kurzer Zeit das Bedürfnis, nicht nur die herkömmlichen Mittel der Medizin einzusetzen, sondern auch alternative Heilverfahren zu verwenden. Nachdem ich einige erfolgreiche Erfahrungen mit naturheilkundlichen und homöopathischen Mitteln gemacht hatte, traf ich bei einer Akupunkturvorlesung an der Universität Hannover einen befreundeten Kollegen, der mir von sensationellen Behandlungsergebnissen mit Akupunktur bei chronisch kranken Patienten berichtete.

Chronisch kranke Menschen haben meist über viele Jahre hinweg Diagnostik- und Therapie-Odysseen hinter sich gebracht, um dann jegliche Hoffnung auf dauerhafte Besserung und Heilung aufgeben zu müssen. Eine Situation, die zwangsläufig auch psychosoziale Veränderungen mit sich bringt, die schulmedizinisch nicht immer aufgefangen werden können. Arbeitsunfähigkeit, Einschränkung im Lebensalltag, nicht zuletzt der Verlust des Lebenspartners, der die Umstände einer chronischen Krankheit nicht mehr mittragen kann, sind einige von vielen Faktoren, die in ihrer Vernetzung zu einer Art Teufelskreis führen. Selbst ein engagierter Hausarzt kann im Rahmen seiner kassenärztlichen Möglichkeiten und Zeitvorgaben einer solchen Klientel nicht immer gerecht werden. Also habe ich den positiven Eindruck meines Kollegen von der Akupunktur für mich umgesetzt und mich nach Ausbildungsmöglichkeiten für diese Disziplin in Deutschland umgesehen. Da ich eine Ausbildung in mehreren Teilen, an einzelnen Wochenenden, nicht gutheißen konnte, entschloss ich mich für eine Blockausbildung in einem Stück an der chinesischen Akupunkturausbildungsstätte in Peking, dem *China Beijing International Acupuncture Training Centre.*[6]

Ausbildung in Peking

Als eher konservativer, internistisch orientierter Arzt tat ich mich zunächst einmal schwer, mich in die Denkweise der chinesischen Philosophie einzuarbeiten. Immer wieder ertappte ich mich dabei, insbesondere bei der Diagnostik, in meine westlichen Vorgehensweisen zu flüchten. Es war wirklich schwierig für mich, z. B. bei dem Verdacht auf eine Lebererkrankung dem Patienten nicht gleich auf den Oberbauch zu fassen, sondern, gemäß chinesischer Untersuchungstechniken, vielmehr den Puls zu ertasten und auf die Zunge zu schauen. Alles war irgendwie fremd, aber jeden Tag zeigten mir die chinesischen Experten aufs Neue, wie man auf ihrem Weg zur Basis einer Erkrankung gelangt und durch Nadelstiche selbst aussichtslose Krankheiten überzeugend beeinflussen kann. Dabei war es sehr Respekt einflößend, mit welcher Sicherheit die chinesischen Professoren ihre Nadeln platzierten. Mein Glück war es, mit meinem Lehrer, Prof. Zheng, einen der ältesten noch aktiven Praktiker erleben zu dürfen, der nicht nur mit schier unendlichem Wissen und Erfahrung beeindruckte, sondern auch durch eine entspannende Heiterkeit im Umgang mit seinen Patienten und Schülern auffiel. Zur Zeit meiner Ausbildung fertigte er noch jedem seiner Schüler eine Kalligraphie an, in der er nicht nur vermitteltes Wissen bescheinigte, sondern auch den Wunsch, dass die erlernten Fähigkeiten in die Welt hinausgetragen werden.

An der Akademie in Peking lernte ich auch einen jungen Chirurgen namens Daniel aus der Schweiz kennen. Er lebte bereits einige Monate im Internatsbereich der Akademie und war in seiner Ausbildung schon recht weit vorangekommen. Sein Schädel war, wie bei einem buddhistischen Mönch, kahl geschoren, und er hatte eine offene, sympathische Ausstrahlung. Er berichtete, dass er schon vor seinem Abitur mit Mitschülern Erfahrungen in der Akupunktur gesammelt hatte. Dies zeigte:

---

6 Acupuncture Institute of China Academy of Traditional Chinese Medicine – WHO Collaborating Centre for Traditional Medicine.

Auch eine von Laien gestochene Nadel hat einen therapeutischen Effekt. Was ihn aber nun während seiner Ausbildung in China so faszinierte, war der Umgang mit Energietransfer-Effekten, und das nicht nur bei der ganz offensichtlichen Energiearbeit, wie beim Tai Chi Chuan oder beim Qi Gong, sondern ebenso bei der Akupunktur und bei der Tuina-Massage. Denn auch in diesen beiden Disziplinen, so erfuhr ich von ihm, sei es möglich, ganz ohne Instrumente oder Händedruck zu arbeiten, sondern einfach mit auf geistigem Wege übertragener Energie. Während ich noch fassungslos vor den Erfolgen der Akupunktur und ihrer Diagnostik stand, fiel es mir nun natürlich schwer zu verstehen, dass für diese überraschenden Heilungserfolge letztendlich nicht einmal mehr Nadeln notwendig sein sollten.

Theorie und Praxis

Der chinesische Ausbildungsalltag bestand darin, morgens von 8 bis 12 Uhr in verschiedenen Ambulanzen und bei verschiedenen Ausbildern Erfahrungen zu sammeln, und nachmittags dann von hochkarätigen Experten mit der Theorie versorgt zu werden. Dabei ermöglichte der morgendliche, praktische Teil die besten Chancen, in einen persönlichen Dialog mit den chinesischen Professoren zu treten. Stimmte die Chemie, bekam man von ihnen Wissen und Fertigkeiten vermittelt, die in keinem Buch standen.

Der Höhepunkt der praktischen Ausbildung bestand in der Anwesenheit bei einer Schnittentbindung in einer Klinik. Wir wurden in einen Raum über den OP-Saal geführt, von dem aus wir durch eine große Glaskuppel direkt auf den OP-Tisch blicken konnten. Dort lag eine junge Chinesin, wach und bei vollem Bewusstsein, die offensichtlich darauf wartete, dass ihr Kind von den Gynäkologen mit dem Skalpell auf die Welt gebracht werden sollte. Die Räumlichkeit ähnelte durchaus den mir gewohnten, westlichen OP-Einrichtungen, doch war sehr auffällig, dass kaum anästhesistische Apparaturen vorhanden waren. Stattdessen hatte ein Akupunktur-Experte bereits zwei ca. 40 cm lange Nadeln rechts und links von der zu erwartenden Schnittführung unter der Haut platziert (die Chinesen schneiden längs, vom Schambein bis zum Bauchnabel, und nicht wie im Westen den „Bikini-Schnitt", quer, der gleich mehrere Meridianverläufe durchtrennt). Zusätzlich steckten

Nadeln an den Händen und an den Knien. An alle Nadeln waren Drähte angeschlossen, was darauf schließen ließ, dass elektrische Impulse über die Nadeln den Schmerz fast völlig unterdrückten. Jedenfalls zeigte die junge Mutter keinerlei Schmerzreaktion, als man ihr den Bauch öffnete und ihr das Baby in die Arme legte. Später erfuhr ich, dass zusätzlich zur Akupunktur durchaus auch Schmerzmittel gespritzt werden. Aber allein mit Schmerzmitteln lässt sich sicherlich keine Operation bei vollem Bewusstsein am offenen Bauch durchführen. Diese Erfahrung hat maßgeblich dazu beigetragen, meinen Respekt vor der chinesischen Medizin aufzubauen.

Heilungserfolge

Wieder zu Hause angekommen, hatte ich das Gefühl, vom Mond wieder auf der Erde gelandet zu sein, so fremd war der Eindruck, den China und seine Medizin damals bei mir hinterlassen hatte. Um zu überprüfen, ob ich nun wirklich etwas in China gelernt hatte und ob das Gelernte nicht nur bei Chinesen wirkt, bestellte ich mir am folgenden Wochenende jeweils zehn Patienten pro Tag in meine Praxis und behandelte sie kostenlos mit Akupunktur. Und erstaunlicherweise stellte ich fest: Es wirkte! Von da an hatte mich die chinesische Medizin vollends gepackt.

Als Basis für meine zukünftigen Erfahrungen und Behandlungserfolge diente mir nicht nur das in China Erlernte, sondern auch die gesamte für mich in Peking erreichbare, in englischer Sprache veröffentlichte Literatur zum Thema Akupunktur, aber auch zu allen anderen Themen der chinesischen Medizin (Kräuter, Tai Chi, Qi Gong, Tuina, Diätetik). Schnell erweiterte sich mein Ruf vom Naturarzt zum Akupunkturarzt. Während ich in meiner Kassenarztpraxis Patienten aus einem Umkreis von ca. 15 km versorgte, hatte ich nun Patienten aus einem Umkreis von mehr als 50 km, die von mir genadelt werden wollten. So bekam ich die große Chance, immer mehr Erfahrungen in der Akupunktur zu sammeln. Aufkommende Fragen zu seltenen und komplizierten Erkrankungen, die nicht durch meine gesammelte Literatur beantwortet werden konnten, wurden durch weitere Ausbildungsaufenthalte in China beantwortet. Begleitend dazu habe ich mich sowohl in China als auch bei chinesischen Professoren in Deutschland in Tai Chi, Qi Gong, Kräuterheilkunde, Tuina-Massage und Diätetik ausbilden lassen.

Glückliche Entwicklung

Im Prinzip lief alles gut. Mein diagnostisches und therapeutisches Spektrum war mit der chinesischen Medizin perfekt ergänzt. Ich hatte zufriedene, gesunde, ganzheitlich betreute Patienten, und auch wirtschaftlich ging es mir gut. Dann kam eines Tages der Anruf. Es war an einem Mittwochnachmittag, ein Zeitpunkt, zu dem Ärzte nur selten in ihrer Praxis anzutreffen sind. Das Telefon klingelte. Eigentlich war der Anrufbeantworter eingeschaltet, und ich war nur anwesend, weil ich den Notfallkoffer für meine beiden Koronarsportgruppen[7] holen wollte. Aber mir blieb noch etwas Zeit. Also schaltete ich, in der Annahme, dass einer meiner Patienten Hilfe benötigte, den Anrufbeantworter ab und ging an den Apparat. Es war aber kein Patient, der mich anrief, sondern der deutsche Vertragspartner der Akupunkturakademie in Peking. Man suchte einen Chefarzt für ein Emsländer Krankenhaus, wo man eine Abteilung für chinesische Medizin eingerichtet hatte. Im Zuge der eingetretenen Erfolge wurde nun eine erfahrene, deutsche Führungskraft benötigt, die den Spagat zwischen westlicher und chinesischer Medizin, zwischen Kassen- und Krankenhausmedizin und zwischen chinesischen und deutschen Mitarbeitern schaffen sollte. Bewerbungen lagen wohl schon vor, jedoch waren die gegenseitigen Ansprüche sehr hoch und die Entscheidung noch nicht getroffen worden. Dass ich für diese Aufgabe der Richtige sein sollte, war mir zu diesem Zeitpunkt noch nicht bewusst. Doch schon wenige Monate später hatte ich einen gut dotierten Beratervertrag in der Tasche. Ein Jahr später war meine Praxis verkauft, und ich war leitender Arzt in einer chinesischen Abteilung an einem deutschen Krankenhaus in Bramsche, mit zwei chinesischen Professoren als Akupunktur-Experten.

Vom allgemeinmedizinischen Alltag befreit, konnte ich mich nun voll und ganz auf die chinesische Medizin konzentrieren. Mein Engagement wurde von chinesischer Seite mit einem Honorarprofessor und einem Lehrauftrag für Deutschland belohnt. Dies bedeutete für mich, dass nicht nur der Klinikalltag zu bewältigen war, sondern parallel dazu auch

---

7 Koronarsportgruppen: Sportgruppen speziell für Patienten mit Herzkrankheiten. /
   koronar: zu den Herzkranzgefäßen gehörend.

noch ein Ausbildungsinstitut auf die Beine zu stellen war. Gewohnt als Einzelkämpfer zu arbeiten, löste bei mir schon allein die Vorstellung, vor einem akademischen Publikum chinesisches Wissen zu verbreiten, herzinfarktverdächtige Tendenzen aus. Für die ersten Vorträge war es deshalb zwingend notwendig, dass meine Frau, mir zulächelnd, in der ersten Reihe saß und drei Baldrian-Dragees die Tendenz eines inneren Gleichgewichts erzeugten. Nach kurzer Zeit konnte ich zum Glück auf die Fortführung dieser beiden Maßnahmen verzichten.

Internationale Projekte

Das Krankenhaus wurde von dem Johanniter Orden verwaltet, der neben diesem kleinen Krankenhaus noch rd. 20 weitere medizinische Einrichtungen in Deutschland pflegt. Der Erfolg der chinesischen Abteilung am Bramscher Krankenhaus führte dazu, dass im Rahmen der Tätigkeit des Ordens bundesweit Projekte im Zusammenhang mit der chinesischen Medizin erwartet wurden und, nachdem diese erfolgreich gestartet sein würden, darüber hinaus auch weitere internationale Projekte. So führte mich mein Weg u. a. nach Mallorca.

Die Insel schien insofern ein idealer Standort für eine Ausweitung des Projektes zu sein, da sie zum einen, aufgrund des hohen deutschen Bevölkerungsanteils, bereits über Niederlassungen der wichtigsten Krankenkassenversicherungsträger und sogar Senioreneinrichtungen verfügte, und zum anderen von den klimatischen Bedingungen her wie dafür geschaffen war, eine Rehabilitations-, Genesungs- und Ausbildungseinrichtung für chinesische Medizin zu errichten.

Ein Geschäftsfreund stellte eine entsprechende, attraktive Immobilie in Aussicht, ein weiterer bahnte den entscheidenden Kontakt zu einem auf Mallorca lebenden und praktizierenden Reiki-Meister. Die Immobilie erwies sich als Flop, und es blieb abzuwarten, ob zumindest der Kontakt bezüglich Reiki erfolgreich sein würde. Der Geschäftsfreund fuhr mich ins Landesinnere, wo ein Treffen mit dem Reiki-Meister, Norbert Lindner, geplant war. Nachdem wir uns am vereinbarten Ort getroffen hatten, nahm er mich mit zu sich nach Hause. Ich konnte damals mit Reiki noch nicht sehr viel anfangen, ich war ja Akupunktur-Experte. Aber auf Anhieb zeigte sich eine gemeinsame Kommunikationsbasis. Wobei es mich sehr verblüffte, dass dieser in Bescheidenheit lebende

Experte mir uneigennützig seine bereits aufgebauten Kontakte zu einigen Tourismusbetrieben anbot, um eine Akupunkturzweigstelle des Ordens auf Mallorca realisieren zu können.

Akupunktur und Reiki

Um mich zu revanchieren, lud ich Norbert Lindner ein, nach Deutschland zu kommen und meine Arbeit an der Johanniter-Klinik kennen zu lernen. Er nahm die Einladung an und kam einige Monate später nach Deutschland. Mit Einverständnis der Patienten nahm ich ihn mit zu den therapeutischen Interventionen und war überrascht, welche synergistischen[8] Impulse er sowohl diagnostisch als auch therapeutisch bieten konnte. Diese schnelle Erkenntnis führte dazu, dass ich ihm meine von mir entwickelten diagnostischen Besonderheiten nahe zu bringen anbot und er mir über mehrere Jahre half, mir Wissen und Erfahrungen über Reiki bis zum Meistergrad anzueignen.

Dieses Abkommen erwies sich als so fruchtbar, dass er meinem Angebot folgte, mich beim Aufbau einer Abteilung für Traditionelle Chinesische Medizin an der St. Hedwig-Klinik in Berlin, einem akademischen Lehrkrankenhaus der Charité, zu unterstützen. Dafür war er sogar bereit, mit seiner Familie von Mallorca nach Berlin zu kommen.

Nicht nur die Patienten empfanden die Kombination aus Akupunktur und Reiki als große Bereicherung, auch die Studenten, die an chinesischer Medizin interessiert waren, akzeptierten Reiki schnell als synergistische Komponente zur chinesischen Medizin. Meine Ausbildung zum Reiki-Meister machte mich natürlich neugierig auf neu erworbene Fähigkeiten. In einigen Situationen, wo ich, ohne Nadeln dabei zu haben, mit medizinischen Behandlungsfällen konfrontiert wurde, war ich überrascht, mit meinen Reiki-Fähigkeiten ähnlich gute Ergebnisse zu erzielen wie mit der Akupunktur. Insgesamt fühle ich mich aber nach wie vor sicherer und wohler, meine Therapie weiterhin über die Nadeln durchzuführen. Da ich Perfektionist bin, ist es meine Überzeugung, dass es besser für die Patienten ist, wenn für jede Disziplin ein eigener Experte zur Verfügung steht. Also z. B. der Spezialist für Akupunktur und der Spezialist für Reiki. Wer versucht, beides zusammen in Perfektion anzubieten, versinkt dabei oft in Mittelmäßigkeit.

---

8   synergistisch: gleichsinnig zusammenwirkend.

Neues Selbstverständnis

Seit dem Herbst 2004 bin ich nunmehr Honorarprofessor an der Universität Potsdam und biete den Studenten in den Ausbildungsbereichen Prävention und Rehabilitation das Fach Psychosomatik in Vorlesungen und Workshops an. Mit Psychosomatik ist hier nicht nur die westliche Psychosomatik gemeint, sondern auch die der Traditionellen Chinesischen Medizin (TCM). Da die chinesische Medizin in Diagnostik und Praxis immer ganzheitlich agiert, bietet sie in psychosomatischer Hinsicht ein Selbstverständnis, das weit über jenes der westlichen Medizin hinausgeht.

Selbstverständlich sind die Voraussetzungen hierfür in der TCM auch wesentlich günstiger. Während die heutige TCM auf mehreren tausend Jahren Entwicklungszeit basiert, standen der westlichen Schulmedizin in diesem Fach bislang nur wenig mehr als hundert Jahre zur Verfügung. Und dennoch muss die Psychosomatik, als ganzheitliche Disziplin innerhalb der Schulmedizin, auch heute noch um Anerkennung kämpfen; dies zwar zunehmend weniger, jedoch erschweren zuweilen immer noch Kompetenzdifferenzen die Therapieentscheidung am Krankenbett.

Die TCM auf dem Prüfstand

Noch vor rd. 15 Jahren wurde in Deutschland die exotisch wirkende TCM eher belächelt. Seitens der Ärzte wurde sie nicht ernst genommen, weil sie vorwiegend von Heilpraktikern angewendet wurde. Diesen war jedoch der Zugang zur wissenschaftlichen Überprüfung an Universitäten, aufgrund ihres nicht akademischen Status, erschwert. Die wenigen Ärzte, die sich diesem Thema widmeten, kamen überwiegend aus der Praxis und hatten neben ihrem ärztlichen Grundversorgungsanspruch nicht die Zeit bzw. nach ihrer Niederlassung auch nicht die Chance, wieder an die Universitäten zurückzukehren, um dort zu forschen.

In den letzten zehn Jahren hat sich die Situation jedoch grundlegend geändert. Mittlerweile wird auf internationaler Ebene umfangreich geforscht, allen voran die Chinesen und die US-Amerikaner. Dabei handelt es sich sowohl um Grundlagenuntersuchungen als auch um klinische Forschung bezüglich der chinesischen Medizin. Doch trotz dieses Engagements wird die Traditionelle Chinesische Wissenschaft nicht von allen Instituten entsprechend gewürdigt. So hat ein in Berlin ansässiges, international anerkanntes Test-Institut im Jahre 2005 ein Buch herausgebracht, in dem die Wirksamkeit von alternativen Heilverfahren dargestellt wurde. Die Ergebnisse waren teils niederschmetternd.[9] Auch die chinesische Akupunktur kam dabei nicht ungeschoren davon. Lediglich die drei Standard-Diagnosen der großen Krankenkassenstudien, nämlich Kopfschmerz, Rückenschmerz und Gelenkschmerzen, wurden den Studienergebnissen entsprechend als mit der Akupunktur behandelbar dargestellt. Ansonsten stützen sich die Kritiker in der Regel auf die Untersuchungen von Prof. Ernst aus Großbritannien. Seiner Meinung nach gibt es nur wenige Studien, die den herkömmlichen universitären Ansprüchen genügen, um die Wirksamkeit der Akupunktur zu beweisen. Hier liegt allerdings ein großes Problem.

Unterschiedliche Kriterien

Während die internationale Wissenschaft in der Regel großen Wert auf ein Studien-Design legt, das Doppelblindverfahren[10], große Fallzahlen und einheitliche Behandlungsverfahren beinhaltet, so sind diese Vorge-

---

9   Stiftung Warentest: „Die Andere Medizin", 5. Auflage, September 2005 / Gemäß einer Meldung des Deutschen Ärzteblattes (Jg. 103, Heft 1–2) hat die Stiftung Warentest den Vertrieb der betreffenden Auflage dieses Buches mittlerweile eingestellt. Damit wurde eine einstweilige Verfügung des Landgerichtes Hamburg als endgültige Regelung anerkannt. Die Deutsche Homöopathie-Union (DHU) hatte geklagt und Recht bekommen. Die DHU wandte sich gegen Formulierungen in dem Buch, die den Eindruck erweckten, dass es für ein bestimmtes homöopathisches Präparat weder einen Wirksamkeitsnachweis nach der klassischen Homöopathie noch den für konventionelle Arzneimittel erforderlichen Nachweis der Wirksamkeit gebe. Die DHU konnte belegen, dass dieser Wirksamkeitsnachweis erbracht worden sei. Auch der Deutsche Zentralverein homöopathischer Ärzte hatte das Buch kritisiert, da es Verbraucher verunsichere und Ärzte, die über die Zusatzweiterbildung Homöopathie verfügen, als Scharlatane hinstelle.

10 Doppelblindverfahren: Verfahren im Rahmen einer wissenschaftlichen Untersuchung unter Einbeziehung einer Kontrollgruppe. Dabei wissen weder die Versuchspersonen noch der Versuchsleiter, welche Versuchspersonen zu der Gruppe der Behandelten gehören und welche zu der Kontrollgruppe gehören. (Eine Kontrollgruppe dient der Kontrolle von Placebo-Effekten sowie unspezifischen Behandlungseffekten wie z. B. einfacher Entspannung. Die Mitglieder einer Kontrollgruppe erhalten – zwecks eines Vergleichs mit der Gruppe der tatsächlich Behandelten – entweder nur scheinbar die entsprechende Behandlung oder sie erhalten eine ähnliche Behandlung oder sie bleiben gänzlich unbehandelt.)

hensweisen fast schon ein Ausschlusskriterium für Untersuchungen zur Wirksamkeit Traditioneller Chinesischer Medizin. Zwar sind auch hier große Fallzahlen sehr willkommen, jedoch sind Doppelblindstudien und fixierte Behandlungsstrategien entweder unmöglich oder behindern den Erfolg. Da die TCM sich sehr individuell mit dem Menschen, seinem inneren Gleichgewicht und seiner psychosozialen Einbettung beschäftigt, können natürlich standardisierte Behandlungsprogramme keinen maximalen Erfolg bringen.

Bezüglich der Diagnostik in der TCM gilt: Je individueller diese ausgerichtet ist, desto größer ist die Aussicht auf eine erfolgreiche Behandlung. So erscheinen Doppelblindstudien bezüglich der Wirksamkeit von TCM vollkommen ungeeignet. Zudem lassen sich Doppelblindstudien bzw. Placebo-kontrollierte Studien nicht durchführen, da ethische Gründe sie verbieten würden. Professionell durchgeführte TCM hat eine so hohe Ansprechrate, dass sie den Placebo-Patienten nicht lange verwehrt bleiben darf.[11]

Um diese Professionalität zu erreichen, ist allerdings eine umfangreiche Ausbildung erforderlich, meines Erachtens mit einem Zeitmaß von mindestens 1.000 Stunden. Außerdem ist ein hohes Maß an Erfahrung seitens des Behandlers von besonderer Bedeutung. So empfehlen z. B. die chinesischen Experten, dass zunächst 10.000 Pulsuntersuchungen durchzuführen sind, bevor eine sichere Diagnose auf Basis der TCM gestellt werden kann. Bei etwa fünf Untersuchungen pro Tag und ca. 200 Arbeitstagen pro Jahr ergibt sich damit eine Ausbildungszeit von insgesamt zehn Jahren. Ebenso ist umfangreiche praktische Erfahrung in der Therapie notwendig, um mit einem Großteil der mehr als 1.000 Energiepunkte vertraut zu werden, sowohl hinsichtlich ihrer Lokalisation als auch bezüglich ihres Wirkungsspektrums und ihrer Kombinationsmöglichkeiten.

Die Ausbildung in TCM

Nach Empfehlungen der Bundesärztekammer beschäftigen sich seit einiger Zeit die verschiedenen Landesärztekammern damit, die Ausbildung in TCM in die ärztliche Weiterbildungsordnung zu integrieren. Einige

---

11 Als Placebo-Effekt bezeichnet man es, wenn Tabletten, Präparate oder andere Behandlungsformen zu einer gesundheitlichen Verbesserung führen, obwohl sie keinerlei Wirkstoffe enthalten bzw. nur vorgetäuscht werden.

Ärztekammern, z. B. in Bayern, Niedersachsen und Nordrhein-West-falen, haben diesen Prozess bereits abgeschlossen. Leider gibt es keine bundeseinheitliche Regelung bezüglich der Ausbildungsinhalte, obwohl die Weltgesundheitsorganisation (WHO) in Peking einen Gegenstands-katalog mit so genannten Guidelines bezüglich der Akupunktur hat erstellen lassen. So sind in Deutschland derzeit lediglich 200 Ausbil-dungsstunden für die Zusatzweiterbildung Akupunktur nötig.

Zumindest wird mittlerweile auch den praktischen Aspekten der Ausbildung mehr Bedeutung beigemessen. So gibt es in einigen Bundes-ländern so genannte zur Ausbildung in Akupunktur ermächtige Ärzte, die in ihrer Praxis am Patienten die Möglichkeiten der Akupunktur lehren. Insgesamt gibt es in Deutschland aber noch zu wenig Ärzte, die sich ausschließlich mit der Akupunktur beschäftigen, wo doch gerade eine solche Spezialisierung zur höchsten Qualität in Diagnostik und Therapie führt. Ideal wäre die Einrichtung eines Facharztes für TCM oder für komplementäre Medizin. Ich befürchte allerdings, dass es noch lange dauern kann, bis ein solcher Facharzt im deutschen Gesundheits-system etabliert sein wird.

Ich möchte diesbezüglich nicht untätig abwarten, und so wird es mein nächster Schritt sein, die Ausbildung in TCM an die deutschen Universitäten zu holen, dies sowohl für die Studenten als auch für bereits approbierte Ärzte. In den letzten 20 Jahren fand die Ausbildung in TCM überwiegend in Hotels statt, entweder in Deutschland oder auch im Ausland. Dabei war oft nicht zu erkennen, ob die Lehre im Vordergrund stand oder die Erholung. Zudem wurde die Ausbildung aus Gewinnma-ximierungsgründen häufig in großen Gruppen durchgeführt, teils mit mehr als hundert Teilnehmern, so dass ein Dialog oder eine Supervision kaum möglich waren. Angesichts dieser Umstände muss ich sagen, dass ich die Ausbildung in Kleingruppen, teils gar in Einzelunterricht, die ich in China genoss, sehr zu schätzen weiß.

TCM und Reiki

Zu meiner den Studenten der Universität Potsdam bereits jetzt ange-botenen Ausbildung in TCM, die bald auch Ärzten zugänglich sein wird, gehört schon seit Jahren das Angebot, Reiki kennen zu lernen. Für dieses Projekt hat sich Norbert Lindner, mit dem ich seit langem erfolgreich zusammenarbeite, freundlicherweise zur Verfügung gestellt. Dabei ist beachtlich, mit welch großem Interesse die Studenten an den entsprechenden Vorlesungen und Praktika teilnehmen. Sie erkennen schnell, wie gut sich TCM und Reiki ergänzen können. Da die Studenten überwiegend aus dem Bereich Sportwissenschaft stammen, wissen sie zudem die verschiedenen Möglichkeiten dieser Kombination sehr zu schätzen. Denn dazu gehört, neben der Behandlung von Krankheiten, auch die Behandlung von Sportverletzungen, die häufig noch schneller und angenehmer auf die asiatische Heilkunde ansprechen.

Derzeit prüfen wir die Bedingungen, ein Studienfach zur Ausbildung als Sporttherapeut zu konzipieren, der neben sportwissenschaftlichen, physiotherapeutischen Interventionen auch den Umgang mit Tai Chi, Qi Gong, Reiki, der Tuina-Therapie sowie mit Akupunktur, Kräuterheilkunde, Ernährungslehre und der Homöopathie beherrscht. Für mich wäre es natürlich ein Traum, all diese Therapieangebote unter dem Dach einer Klinik, in Einklang mit schulmedizinischer Diagnostik und Therapie, einsetzen zu können.

In den nächsten Jahren wird aus ökonomischen Gründen eine Veränderung unseres Gesundheitssystems erforderlich sein. Dabei wird die Prävention einen zunehmenden Stellenwert bekommen. Mit TCM und Reiki scheinen wir heute schon unserer Zeit voraus zu sein.

KAPITEL 5

„Eine Tür für Reiki öffnen!"

Praktische Aspekte der Zusammenarbeit mit Ärzten

Von Norbert Lindner

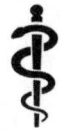

„Wer heilt, hat Recht."

ANITA BACKHAUS

Neben der in den beiden vorherigen Kapiteln berichteten Zusammenarbeit zwischen Prof. Dr. med. Günter Gunia und Norbert Lindner gibt es weitere ermutigende Beispiele der Zusammenarbeit zwischen Ärzten und Reiki-Praktizierenden in Deutschland, die öffentlich bekannt sind. So berichtete z. B. das Reiki Magazin in den letzten Jahren über verschiedene Kliniken, in denen Reiki als begleitende Therapie eingesetzt wird:

- An der Westfälischen Klinik für Psychiatrie und Psychotherapie (WKKP) Warstein bietet die Reiki-Meisterin/-Lehrerin Margret Brosius bereits seit Mai 2001 Reiki als begleitende Therapie im „Qualifizierten Drogenentzug" an. Neben den regelmäßigen Reiki-Behandlungen für die Patienten, die das Angebot rege nutzen, werden zudem erfolgreich Reiki-Seminare als Mitarbeiterfortbildung angeboten. Die Kosten dafür werden von der Klinik getragen.[1]

- In der Mannheimer CGG Klinik, Centrum für ganzheitliche Gynäkologie mit Schwerpunkt Onkologie, wird Reiki als Entspannungstherapie und als Biologische Krebstherapie angeboten. Dabei behandelt die Heilpraktikerin und Reiki-Meisterin/-Lehrerin Gabriela Riedig

---

1 siehe Artikel „Reiki als begleitende Therapie im ‚Qualifizierten Drogenentzug' ", Sylvia-Manuela Regler, Reiki Magazin 4/02, S. 12f / online unter: www.reiki-magazin.de, Stichwort: Archiv

seit August 2002, komplementär zu den schulmedizinischen Behandlungsformen, die PatientInnen mit großem Erfolg.[2]

- Der deutsche Mediziner Prof. Frank Daudert rief im Oktober 2004 im österreichischen Igls eine Nachsorgeklinik für Krebspatienten und chronisch Kranke mit ganzheitlichem Therapieansatz ins Leben. Zum Team gehört auch die Reiki-Therapeutin Tarja Weber. Reiki ist ein fester Bestandteil des Therapieplans und wird jedem Patienten der Klinik angeboten. Das Angebot wird rege genutzt, erste Behandlungserfolge stellten sich bereits ein.[3]

Mit Medizinern Hand in Hand

Darüber hinaus gibt es Ärzte und Ärztinnen, die entweder selbst eine Ausbildung im Usui-System des Reiki absolviert haben und ihre dabei erworbenen Fähigkeiten nun in ihre Arbeit einfließen lassen[4], oder aber Ärzte, die mit Reiki-Praktizierenden zusammenarbeiten. In Celle, bei Hannover, findet beispielsweise seit Januar 2006 eine Zusammenarbeit zwischen den beiden Lungenfachärzten Dr. med. Bernd-Wolfgang Raack und Dr. med. Jürgen Pollmann und dem Reiki-Meister/-Lehrer Jerzy Dekowski statt. In den Räumen der Praxisgemeinschaft hat Dekowski einen Behandlungsraum angemietet, wo er, in Zusammenarbeit mit den beiden Fachärzten, vor allem Krebspatienten behandelt.[5]

Auch in der Sportmedizin kommt Reiki zum Einsatz: So behandelten z. B. die Reiki-Meister/-Lehrer Susanne und Jens Kaiser, Leiter des Reiki-Zentrums Bad Rappenau, u. a. den ehemaligen deutschen

---

2 siehe Artikel „Reiki in der Krebstherapie", Iris Röder, Reiki Magazin 1/05, S. 24f / online unter: www.reiki-magazin.de, Stichwort: Archiv

3 siehe Artikel „Klinkmodell mit Zukunft", Iris Röder, Reiki Magazin 2/05, S. 18f / online unter: www.reiki-magazin.de, Stichwort: Archiv

4 z. B. Dr. med. Marion Abeling, Praxis für Naturheilverfahren in Bad Soden/Taunus (siehe Artikel „Reiki und Schulmedizin – zwei Welten begegnen sich" von Marion Abeling, Reiki Magazin 4/01, S. 44f), und Dr. med. Verena Schmuckermeier, Praxis in München-Grünwald (siehe Artikel „Eine Medizin der Zukunft" von Sylvia-Manuela Regler, Reiki Magazin 2/03, S. 19f) / beide Artikel online unter: www.reiki-magazin.de, Stichwort: Archiv

5 Harbott, Susanne: „Celler Lungenfachärzte arbeiten Hand in Hand mit Reikimeister" in: Cellesche Zeitung, 12.1.2006

Fußball-Nationalspieler Martin Wagner sowie die tunesische Karate-Nationalmannschaft erfolgreich mit Reiki.[6]

Ebenso kommt Reiki in zahlreichen Physiotherapiepraxen zur Anwendung, so z. B. in der Praxis von Klaus Hennig in Berlin. Der Reiki-Meister, der in den 60er und 70er Jahren zur Elite der Kampfsportler der DDR gehörte (Judo-Europameister 1970), bietet heute seinen Patienten u. a. Reiki-Behandlungen an.[7]

Erfahrungen in anderen Ländern

In den USA findet bereits seit vielen Jahren eine Zusammenarbeit zwischen Ärzten und Reiki-Praktizierenden auf breiter Ebene statt, u. a. auch in mehr als 100 Kliniken. Nach den Studien von Pamela Miles[8] und William Lee Rand[9] wird Reiki dabei vorwiegend zur Ergänzung, Unterstützung und Erleichterung der schulmedizinischen Maßnahmen eingesetzt. Die größte Rolle kommt der Angstreduktion, Schmerzlinderung und Entspannung zu.[10]

Als einfach in den Krankenhausalltag zu integrierende Technik ohne Nebenwirkungen kommt Reiki in nahezu allen Bereichen zum Einsatz: im OP, nach Operationen, bei Krebs, HIV, Asthma, Unfruchtbarkeit, Kopfschmerzen, akuten Infektionen, chronischen Krankheitsbildern, in der Notfallmedizin, Säuglingspflege, Pädiatrie[11], Psychiatrie, Gerontologie[12] sowie gegen Nebeneffekte von Medikamenten und Bestrahlungen.[13] Als Effekte von Reiki zeigen sich, neben Stressreduktion,

---

6 siehe Artikel „Reiki und Sport", Jens Kaiser, Reiki Magazin 1/03, S. 13f

7 siehe Artikel „ ‚Reiner Zufall!‘ – vom Hochleistungssport zum Reiki", Annett Koziel, Reiki Magazin 1/04, S. 14f

8 Pamela Miles/Gala True: „Reiki – Review of a biofield therapy. History, theory, practice, and research" in: Alternative Therapies, 9, 2, page 62–72

9 William Lee Rand: „Reiki. The healing touch. First and second degree manual" (JRT & Hayashi Healing Guide Edition), Vision Publications, Southfield, MI 2000

10 zitiert nach Moritz Harder: „Zur paranormalen Informationsvermittlung mit Fernreiki." Unveröffentlichte Diplomarbeit, Philipps-Universität Marburg, 2003, S. 17f

11 Pädiatrie: Kinderheilkunde

12 Gerontologie: 1. Teilgebiet der Medizin, das sich mit den Alterungsvorgängen im menschlichen Körper befasst, 2. Wissenschaftliche Disziplin, die das menschliche Alter(n) in all seinen Facetten zum Gegenstand hat.

13 zitiert nach Moritz Harder: „Zur paranormalen Informationsvermittlung mit Fernreiki." Unveröffentlichte Diplomarbeit, Philipps-Universität Marburg, 2003, S. 17f

Schmerzlinderung und Entspannung vor allem die Beschleunigung von Heilungsprozessen, eine Verringerung des Medikamentenverbrauchs, geringere Nebenwirkungen von Medikamenten, besserer Schlaf, erhöhter Appetit sowie eine bessere Kooperation und Kommunikation mit dem Fachpersonal.[14]

Auch in anderen Ländern, z. B. in Großbritannien und Norwegen, findet bereits seit längerem eine Zusammenarbeit zwischen Schulmedizinern und Reiki-Praktizierenden statt (nähere Informationen hierzu siehe Anhang). Damit es auch in Deutschland bald zu einer Kooperation auf breiter Basis kommen kann, sind nun alle Beteiligten gefragt, aufeinander zuzugehen.

Im Folgenden gibt Norbert Lindner, vor dem Hintergrund seiner langjährigen Erfahrungen in der Zusammenarbeit mit Medizinern, eine Hilfestellung für alle Reiki-Praktizierenden, die die Zusammenarbeit mit Ärzten aktiv suchen.

Die Zusammenarbeit mit Ärzten

Vorbemerkung: Der folgende Text beruht auf den Inhalten meiner praxisbezogenen Seminare zum Thema „Reiki und Schulmedizin" bzw. auf den Fragen, die von den Seminarteilnehmern aufgeworfen wurden. Ich habe mich dafür entschieden, ihn in der vorliegenden, praxisbezogenen Form zu belassen, da es, wie ich erfahren habe, viele Menschen gibt, die sich insgeheim mit den angesprochenen Themen auseinandersetzen, sich aber nicht trauen, dies offen auszusprechen. Vor allem diesen Menschen möchte ich eine konkrete Hilfe zur Hand geben. Hinweise der Art, wie dieser Text sie enthält, sind naturgemäß die beste Unterstützung, um die Aufgeregtheit, zu der es bei Erstgesprächen im beruflichen Bereich ganz natürlicherweise kommt, überwinden zu können.

Obwohl es unter Reiki-Praktizierenden allgemein üblich ist, sich zu duzen, werde ich im Folgenden davon Abstand nehmen und die Sie-Form wählen.

Mit diesem Text möchte ich Ihnen ein paar wichtige Anhaltspunkte dazu geben, wie Sie den Kontakt zu Ärzten herstellen und wie Sie in kurzen, knappen Worten Reiki erklären können. So gebe ich Ihnen eine Checkliste zur Hand, mit der Sie sich auf den ersten Gesprächstermin

---

14 s. o

mit einem Mediziner vorbereiten können. Hierfür schauen wir uns die zehn Fragen an, die bei solchen Terminen erfahrungsgemäß am häufigsten gestellt werden.

Bitte fassen Sie meine Ratschläge nicht als die „einzige Wahrheit" auf, die „eins zu eins" umzusetzen ist, um in der Zusammenarbeit mit Medizinern Fuß zu fassen. Vielmehr soll Ihnen der folgende Text wichtige Aspekte einer ersten Kontaktaufnahme mit Medizinern ins Bewusstsein rufen und damit eine konkrete Hilfe sein.

Zehn Fragen

Zunächst möchte ich Sie bitten, die folgenden zehn Fragen schriftlich zu beantworten, und zwar jetzt gleich, vor der weiteren Lektüre dieses Kapitels. Ihre Antworten können Sie später mit jenen vergleichen, die Sie am Ende dieses Kapitels auf dieselben Fragen erneut geben werden. Ein solcher Vergleich ist sehr lehrreich, denn er macht Ihnen Aspekte Ihrer persönlichen Entwicklung und Veränderung bewusst.

Hier nun die zehn Fragen – nehmen Sie sich ruhig eine halbe Stunde Zeit für die schriftliche Beantwortung:

1. Warum möchten Sie Reiki in einer Arztpraxis anbieten?

2. Wie wichtig ist aus Ihrer Sicht die Schulmedizin? (Bitte eine ehrliche Antwort geben.)

3. Welche Vorteile und welche Nachteile sehen Sie für den Arzt in der Zusammenarbeit mit Ihnen?

4. Wie stellen Sie sich die Zusammenarbeit konkret vor?

5. Wie sind Sie zu Reiki gekommen und mit welcher Motivation praktizieren Sie es?

6. Wie viel Erfahrung haben Sie mit Reiki?

7. Was befähigt Sie, mit kranken Menschen zu arbeiten?

8. Was ist Reiki? (Bitte eine kurze Antwort geben.)

9. Wie ist die Wirkung von Reiki?

10. Wo kommt die Reiki-Energie her?

Was sehr wichtig ist: Sie müssen von sich selbst und dem, was Sie anbieten, überzeugt sein. Wenn Sie Zweifel haben, ob Reiki wirkt oder noch darüber nachdenken, ob die Zusammenarbeit mit Medizinern tatsächlich Ihr Weg ist, dann sollten Sie den Kontakt zu einem Arzt gar nicht erst suchen. Schon in den ersten Minuten des Gesprächs wird Ihrem Gegenüber klar, ob Sie etwas auswendig Gelerntes aufsagen oder ob Reiki, so wie Sie es darstellen, wirklich ein Teil Ihres Lebens ist. Bedenken Sie beispielsweise, wie viele Pharmareferenten bei den Ärzten oder in medizinischen Einrichtungen regelmäßig ihre Produkte anbieten. Ärzte sind erfahrene Beobachter, und in der Regel bereitet es ihnen keine Schwierigkeiten, jemandem ein „Nein" zu geben. Vor allem für die ersten Minuten des Gesprächs sollten Sie also bestmöglichst vorbereitet sein.

Wie wichtig ist aus Ihrer Sicht die Schulmedizin?

Diese Frage wird Ihnen nicht vom Mediziner gestellt werden. Jedoch wird er spüren, welche Überzeugung Sie in diesem Punkt haben. Es gibt einige Heiler und Naturheilkundler, die der Überzeugung sind, dass Ärzte bzw. deren Tätigkeit überflüssig sind, dass alle Medikamente, die nicht auf Naturheilbasis bestehen, schlecht sind und dass jede schulmedizinische Maßnahme durch ein gezieltes Auflegen der Hände oder eine naturmedizinische Behandlung ersetzt werden kann. Wenn Sie diese Überzeugung haben, dann wird Ihnen die Zusammenarbeit mit einem Arzt sicherlich schwer fallen.

Um eine solche, offenkundig überzogene Auffassung zu korrigieren, kann es helfen, sich die vielen Erfolge der Schulmedizin in den letzten 200 Jahren vor Augen zu halten sowie die unbestrittenen Stärken der Schulmedizin z. B. in der Diagnostik, in der Behandlung von akuten Erkrankungen, in der chirurgischen Intervention sowie in vielen Formen der Medikamententherapie.

Weiterhin sollten Sie sich vor dem ersten Gespräch mit einem Arzt darüber klar sein, warum Sie in seiner Praxis Reiki anbieten möchten.

Warum möchten Sie Reiki
in einer Arztpraxis anbieten?

Auf diese Frage können Sie z. B. folgendermaßen antworten:

- Ich möchte Reiki in Ihrer Praxis anbieten, weil ich schon in anderen medizinischen Bereichen erfahren habe, dass Reiki-Behandlungen, ergänzend zur schulmedizinischen Behandlung, den Patienten helfen können, in ein Gleichgewicht zu kommen.

- Ich möchte Reiki in Ihrer Praxis anbieten, um psychosomatisch bedingte Krankheiten in der Therapie mit Reiki sinnvoll zu ergänzen.

- Ich möchte Reiki in Ihrer Praxis anbieten, weil ich Kollegen habe, die dieses Modell der Zusammenarbeit bereits erfolgreich praktizieren und damit sowohl für den Patienten als auch für den Mediziner eine Bereicherung darstellen.

- Ich möchte Reiki in Ihrer Praxis anbieten, weil Entspannung und Regenerationsfähigkeit in der heutigen Zeit für jeden Menschen wichtig sind. Und gerade ein kranker Mensch hat diesbezüglich Defizite, die durch Reiki-Behandlungen ausgeglichen werden können.

Antworten der folgenden Art sollten Sie eher vermeiden, auch wenn sie inhaltlich der Wahrheit entsprechen mögen:

- Ich möchte heilen.

- Weil es meine Bestimmung ist, kranken Menschen zu helfen.

- Weil ich fühle, dass dies der richtige Weg für mich ist.

Vor allem müssen Sie sich mit Ihren Antworten wohl fühlen. Bedenken Sie, dass das gesamte weitere Gespräch auf Ihren Antworten aufbaut. Zudem sollten Sie gewappnet sein für mögliche detaillierte Nachfragen seitens des Arztes. Wenn Sie also z. B. gefragt werden, wo das von Ihnen vorgeschlagene Modell der Zusammenarbeit bereits erfolgreich praktiziert wird, dann sollten Sie hierzu auch eine konkrete Antwort haben (entsprechende Beispiele finden Sie z. B. zu Anfang dieses Kapitels).

Ein weiterer wichtiger Punkt: Sie sollten in jedem Fall vorschlagen, die Patienten in der jeweiligen Praxis direkt zu behandeln. Es ist wichtig, dass der Patient in seinem gewohnten Umfeld bleibt, und auch für den Arzt ist es wichtig, dass die Behandlungen in seinen Räumlichkeiten stattfinden, damit seine Patienten die Behandlungen in gewohnter Umgebung erhalten. Ich mache es z. B. gerne so, dass ich einmal wöchentlich, an einem festen Wochentag, in einer Arztpraxis bin, sodass die Patienten an diesem Tag die Möglichkeit haben, zu mir zu kommen. Dieses Vorgehen hat sich im Laufe der Zeit bewährt.

Es ist wichtig, dass Ihnen ein Zimmer zur Verfügung gestellt wird, in dem Sie behandeln und Informationsgespräche führen können. Ist dies nicht möglich, dann schlagen Sie eine Kooperation vor und mieten eigene Räume in der Nähe der Praxis an. In den Zeiten, wo der Arzt nicht in seiner Praxis ist, können die Praxisräume – Vertrauen vorausgesetzt – von Ihnen genutzt werden, wodurch sich für den Arzt Vorteile aufgrund einer ökonomischeren Auslastung der Räume ergeben.

Weiterhin benötigen Sie Visitenkarten und Informationsmaterial, z. B. einen Flyer, in professioneller Qualität. Von selbstkopierten Ausdrucken, womöglich auf farbigem Papier, möchte ich in jedem Fall abraten. Insbesondere die Visitenkarten sollten nicht auf dem eigenen Drucker zu Hause erstellt worden sein. So entstehen für Sie natürlich Kosten, die in diesem Fall aber unverzichtbar sind.

Bei der Gestaltung der Flyer und Visitenkarten sollten Sie darauf achten, dass diese nicht zu „esoterisch" aussehen. Manche Reiki-Lehrer wählen für ihre Flyer als Logo ein Herz oder bilden Hände ab, die Energiestrahlen aussenden. Dies ist für eine Präsentation im medizinischen Bereich nicht von Vorteil. In einem Seminar erzählte mir einmal ein Teilnehmer, dass er erlebt habe, wie eine Empfangsdame seinen „esoterisch" aussehenden Flyer kurzerhand habe fallen lassen, nachdem sie nur einen Blick darauf geworfen habe.

Generell ist also eine professionelle und sachliche Gestaltung der Visitenkarten und Flyer gefragt. Viele sind mit ihrem Logo vertraut, und aus der Sicht Reiki-Praktizierender sind viele dieser Logos ja auch ganz wunderbare Darstellungen. Nur aus der Sicht der meisten Mediziner kann es sich dabei um Bilder handeln, die wenig Seriosität und Professionalität ausstrahlen.

Dies alles bedeutet selbstverständlich nicht, dass Reiki-Behandler, die über kein professionell erstelltes Informationsmaterial verfügen, schlechte Reiki-Behandler sind. Es ist nur so, dass es seitens des Arztes zu diesem Rückschluss kommen kann. Denken Sie noch einmal an die Präsentationen von z. B. Pharmareferenten, die bei den Ärzten regelmäßig ihre Produkte anbieten, dabei Hochglanzbroschüren vorlegen und ein enorm sicheres Auftreten haben. Der Arzt muss überzeugt sein, dass Sie es wirklich ernst meinen.

Bei der Auswahl der Arztpraxen, denen Sie eine Zusammenarbeit anbieten möchten, ist die erste und beste Wahl immer eine Praxis, in der Sie ein Mitglied des Praxisteams persönlich kennen. Diese Person kann Sie dann dem Arzt vorstellen. Auch Empfehlungen von Freunden und Bekannten helfen. Im zweiten Schritt können Sie für Ihr Vorhaben jene Arztpraxen heraussuchen, in denen bereits naturheilkundliche Heilverfahren angeboten werden.

Sie können sich darüber hinaus auch an andere medizinische Einrichtungen wenden. Nicht jeder möchte in einer Arztpraxis mitarbeiten. Viele wenden sich an Senioreneinrichtungen, Pflegeheime, Physiotherapiepraxen, Akupunkturpraxen oder den Wellnessbereich eines Hotels. Dabei gilt jedoch in jedem Fall: Den Kontakt zu einer Praxis oder Einrichtung herstellen zu wollen, ohne eine persönliche Empfehlung zu haben, ohne den Arzt bzw. die leitende Person zu kennen oder ohne zu wissen, ob dort bereits naturheilkundliche Verfahren angeboten werden, halte ich für äußerst schwierig und daher nicht empfehlenswert.

Wenn Sie eine direkte Empfehlung haben, lassen Sie Ihren Bekannten oder Freund den Termin zur Vorstellung ausmachen. Sollten Sie von der Offenheit eines Arztes für komplementärmedizinische Verfahren gehört haben oder sollte seine positive Einstellung hierzu allgemein bekannt sein, sprechen Sie mit den MitarbeiterInnen der Praxis, wann es günstig ist, sich kurz mit dem Arzt zu unterhalten. Meist ist dies nach der Sprechstunde. Dann haben Sie wahrscheinlich Zeit, um ihn zu überzeugen. Bitte bedenken Sie, dass für dieses Gespräch eine angemessene Kleidung wichtig ist. Sie müssen kein Kostüm tragen oder im Anzug kommen. Jedoch der erste Eindruck zählt.

Wie ist die Wirkung von Reiki?

Zur Beantwortung dieser Frage im medizinischen Kontext ist es erfahrungsgemäß von Vorteil, den entspannenden Aspekt von Reiki hervorzuheben. Reiki wirkt sowohl auf der körperlichen als auch auf der psychischen Ebene, und das können Sie auch genau so sagen. Indem sich der Patient innerlich gestärkt fühlt, wird es ihm auch körperlich besser gehen.

Bleiben Sie bei der Vorstellung der Entspannung. Denn diese wird der Arzt dem Patienten nur selten bieten können. Meist sind die Wartezimmer voll, und dem Arzt bleiben nur wenige Minuten pro Patient. Und dann gibt es natürlich auch die Patienten, die eine psychosomatische Erkrankung haben. Begleitend zur Schulmedizin bietet Reiki hier eine große Chance. Diese Patienten können dann zu Ihnen kommen.

Erläutern Sie die Wirkung von Reiki z. B. so:

- Reiki wirkt vor allem entspannend und hilft dem Menschen, innerlich ruhig und ausgeglichen zu sein. Sie wissen, wie wichtig die innere Stärke und Ausgewogenheit für die Heilung ist.

- Reiki wirkt vor allem psychisch stabilisierend.

- Reiki wirkt ganzheitlich auf der körperlichen sowie auf der psychischen Ebene.

- Reiki wirkt entspannend auf den Körper sowie auf die Psyche ein.

Wie sind Sie zu Reiki gekommen und mit welcher Motivation praktizieren Sie es?

Viele Reiki-Praktizierende haben durch eine eigene Erkrankung oder durch einen schweren Schicksalsschlag zu Reiki gefunden, und dies ist auch wichtig mitzuteilen. Sie müssen dabei nicht ins Detail gehen. Etwas aus der eigenen Not heraus in seinem Leben erfahren zu haben und es dann, weil es so gut gewirkt hat, auch an andere Menschen weitergeben zu wollen, ist sehr stimmig und grundsätzlich einleuchtend. Dies können Sie z. B. folgendermaßen zum Ausdruck bringen:

- Ich habe durch eine eigene schwere Erkrankung zu Reiki gefunden und mir in meiner damaligen Situation damit helfen können. Als ich angesprochen wurde, warum es mir so gut geht, habe ich damit begonnen, es auch anderen Menschen zu zeigen. Später habe ich mich dazu entschlossen, diese Methode auch zu lehren.

- Ich hatte einen persönlichen Schicksalsschlag und konnte spüren, wie mir diese Methode geholfen hat, wieder in eine innere Stabilität und

Ruhe zu kommen. Das hat mich so überzeugt und begeistert, dass ich seitdem auch anderen Personen die Möglichkeit aufzeige, sich zu helfen.

Weiterhin lässt sich diese Frage z. B. auch folgendermaßen beantworten (auf viele Reiki-Praktizierende trifft der hier erwähnte Zusammenhang ja zu):

• Ein Bekannter von mir hat sich damit geholfen, und ich war neugierig geworden, weil ich mir dies nicht vorstellen konnte. Erst wollte ich eher beweisen, dass es bei mir nicht funktioniert, war aber dann sehr über die Wirkungsweise verwundert. Heute gebe ich Seminare, weil ich erkannt habe, dass es nicht nur bei mir, sondern auch bei anderen Menschen ausgleichend und entspannend wirkt.

Irgendjemand hat Ihnen ja zu Anfang einmal Reiki empfohlen und über seine Erlebnisse damit berichtet, und hierauf können Sie auch im Gespräch mit dem Arzt kurz eingehen.

Bedenken Sie im Übrigen, dass der Arzt oder der Leiter der Einrichtung, in der Sie Reiki anbieten möchten, meist einen langen Arbeitstag hinter sich hat, wenn Sie mit ihm sprechen. So kann es Ihnen auch passieren, dass er gar nichts fragt und Sie einfach erzählen lässt. Für diesen Fall ist es gut, sich vorher einen ungefähren Ablauf überlegt zu haben, der alle wichtigen Punkte umfasst. Andererseits kann es Ihnen aber ebenso passieren, dass Ihnen viele Fragen gestellt werden. Auch hierauf sollten Sie vorbereitet sein.

Wie viel Erfahrung haben Sie mit Reiki?

Wenn Sie einem Arzt oder dem Leiter z. B. einer Pflegeeinrichtung eine Zusammenarbeit vorschlagen, dann sollten Sie ein gewisses Grundmaß an Erfahrung mit Reiki sowie im Umgang mit anderen Menschen besitzen. Dies sollten Sie im Gespräch auch zum Ausdruck bringen. Äußerungen wie beispielsweise „Ich habe bisher kaum praktische Erfahrungen sammeln können" oder „Ich bin erst seit ein paar Monaten in Reiki ausgebildet" oder „Ich habe bisher nur mich und meine Familie behandelt" zeugen nicht gerade von Professionalität und sprechen im Übrigen auch nicht unbedingt für Ihre Eignung.

Selbstverständlich müssen Sie nicht Reiki-Meister/-Lehrer sein, um mit einem Arzt zusammenzuarbeiten oder beispielsweise in einer Senioreneinrichtung oder im Wellnessbereich eines Hotels Reiki anzubieten. Dies können Sie auch mit dem 1. oder 2. Reiki-Grad tun bzw. auch dann, wenn Sie noch nicht so lange Zeit Reiki praktizieren. In jedem Fall aber sollten Sie grundsätzlich Professionalität bezüglich Reiki und des allgemeinen Umgangs mit Menschen ausstrahlen.

Weisen Sie außerdem darauf hin, wie viel Erfahrung Sie bereits mit Reiki besitzen. Dies können Sie z. B. folgendermaßen tun:

- Ich praktiziere erfolgreich Reiki seit … Jahren und habe viele gute Erfahrungen damit gemacht.

- Ich habe schon viele Erfahrungen mit Reiki machen können und habe diese Methode auch schon an viele Menschen weitergegeben.

- Ich habe diese Methode bereits an viele Menschen weitergeben und habe durchgehend positive Erfahrungen damit gemacht.

- Ich habe schon viele Erfahrungen mit Reiki gemacht und erlebe immer wieder, dass gerade der entspannende Aspekt des Reiki für die meisten Menschen in der heutigen, stressigen Zeit am wichtigsten ist. Und hier sehe ich auch eine Möglichkeit, diese Entspannungsmethode in Ihrer Praxis zu integrieren.

Gehen Sie ruhig in die Offensive. Sprechen Sie jedoch nicht gleich in den ersten Minuten von einer Zusammenarbeit, dies würde Ihr Gegenüber nur erschrecken. Wenn keine Fragen kommen, dann können Sie selbstverständlich, Ihrer Vorbereitung gemäß, alle wichtigen Punkte der Reihe nach darstellen. Sie können z. B. erwähnen, dass Sie sich vorstellen können, einmal in der Praxis einen Vortrag über Reiki anzubieten und, falls dies gewünscht sei, zunächst auch einen etwas ausführlicheren Vortrag für ihn, den Arzt, und seine MitarbeiterInnen, wobei es auch möglich sei, eine Kurzbehandlung zu erhalten.

Wenn Sie das Gefühl haben, Interesse erzeugt zu haben, sollten Sie versuchen, dem Arzt eine ggf. auch nur kurze, direkte Erfahrung der Behandlung mit Reiki anzubieten. Ohne die persönliche Erfahrung kann er es nur bedingt weiterempfehlen. Für eine Kurzbehandlung nutze ich gerne die Kopfpositionen. Liegen ist auch entspannender als sitzen. Sie müssen sehen, was möglich ist.

Wie stellen Sie sich die Zusammenarbeit konkret vor?

Bedenken Sie, dass der Arzt und seine MitarbeiterInnen diejenigen sind, die den Patienten die Empfehlungen für Reiki-Behandlungen aussprechen. Deshalb ist es notwendig, dass die MitarbeiterInnen und auch der Arzt wissen, wovon sie sprechen. Die MitarbeiterInnen werden natürlich den Empfehlungen des Arztes folgen und sich gerne behandeln lassen. Zudem ist es auch für das Praxisteam sehr interessant und von Vorteil, wenn Sie in der Praxis diese Entspannungsmethode anbieten. In einer Praxis habe ich ein Schild stehen, auf dem steht, dass sich die Patienten die Wartezeit durch eine kostenfreie Entspannungsbehandlung mit Reiki verkürzen können. Dies ermöglicht zum einen Ihnen neue Erstkontakte, zum anderen aber auch dem Praxisteam die Möglichkeit – z. B. für den Fall, dass Patienten aufgrund langer Wartezeiten unzufrieden sind –, diesen Patienten eine Entspannungsbehandlung anzubieten.

Wenn es in einem solchen Fall zu einer Nachfrage kommt, dann behandle ich den Patienten ca. 10 – 15 Minuten mit Reiki und frage dann, wie er oder sie es verspürt hat. Üblicherweise kommt die entspannende Wirkung zum Tragen, und der Patient fühlt sich wohl. Hinterher erläutere ich, was Reiki ist und sage dem Patienten, dass er eine solche Behandlung auch ausführlicher in Anspruch nehmen kann. Darüber hinaus bestehe die Möglichkeit, ein Seminar zu besuchen, in dem er selbst Reiki erlernen kann, wobei er seinen eigenen Energiehaushalt auszugleichen lerne sowie sich selber zu behandeln.

Für den Fall, dass Sie Reiki-Seminare für Patienten der Praxis geben, in der Sie tätig sind, sollten diese Seminare auch in den Räumlichkeiten der Praxis stattfinden. Es kann vorkommen, dass die zur Verfügung stehenden Räume nicht die beste Atmosphäre für ein Reiki-Seminar bieten. Dann versuchen Sie, in den Räumen für die Dauer des Seminars eine für Reiki passende Atmosphäre herzustellen.

Führe ich ein Einführungsgespräch oder gebe eine Kurzbehandlung, dann tue ich dies kostenlos. Auf diese Weise ist es auch für den Arzt leichter, Patienten an mich zu empfehlen. Viele Patienten kommen, um sich über Reiki zu informieren. In einem Erstgespräch gebe ich zunächst die Informationen und danach die Kurzbehandlung. Ich plane hierfür bis zu 45 Minuten ein. Aus diesen Terminen ergeben sich häufig weitere Behandlungen sowie die Teilnahme an einem Reiki-Seminar. Wichtig ist nur, dass Sie auch vor Ort sind. Wenn Empfehlungen ausgesprochen werden und Sie sind zu diesem Zeitpunkt nicht vor Ort, dann kommt ein Termin meist nicht zustande. Ich habe die Erfahrung gemacht, dass die Patienten sehr selten von sich aus zu einem späteren Zeitpunkt auf mich zukommen. Die Arzthelferinnen sollten in ihrem Terminplaner einen Bereich für Sie einrichten und auch Ihre Termine planen. Nur die Flyer auszulegen und darauf zu warten, dass es zu Terminen kommt, kann enttäuschend sein.

Es ist wichtig, eine vertragliche Abmachung zu treffen, gemäß dem Modell der Zusammenarbeit, für die der Arzt bzw. die entsprechende Einrichtung und Sie sich entscheiden.

Welche Vorteile sehen Sie für den Arzt in der Zusammenarbeit mit Ihnen?

Die Vorteile, die sich für den Arzt aus einer Zusammenarbeit mit Ihnen ergeben, sind zusammengefasst:

Eine höhere Praxisauslastung und damit Mehreinnahmen. Zudem die Möglichkeit, Patienten gemeinsam ganzheitlich behandeln zu können. So ergibt sich in der Regel ein positives Feedback seitens der Patienten bezüglich der Vielzahl an angebotenen medizinischen Maßnahmen und der Offenheit des Arztes hierfür, was zu einer Steigerung der Attraktivität der Praxis führt.

Ihr Modell der Zusammenarbeit kann also wie folgt aussehen: Sie sind ein bis zwei Tage in der Woche in der Praxis anwesend und geben denjenigen Patienten, die sich dafür interessieren, kostenlose Informationsgespräche sowie Kurzbehandlungen. Sollte ein Patient weitere Behandlungen wünschen, dann kann er diese bei Ihnen in Anspruch nehmen. Weiterhin besteht für ihn die Möglichkeit, an einem Ihrer Seminare teilzunehmen. Die Seminare finden jeweils an den Wochenenden statt. Für den Arzt besteht keinerlei Risiko, denn Sie sind selbstständig tätig und besitzen eine eigene Berufshaftpflichtversicherung.

Was befähigt Sie, mit kranken Menschen zu arbeiten?

Bei dieser Frage möchte der Arzt wissen, welche Ausbildungen Sie in diesem Bereich bislang gemacht haben. Oft bestehen seitens Reiki-Praktizierender Berührungsängste bei der Beantwortung dieser Frage, da ja der Mediziner ein umfangreiches Studium und eine Facharztausbildung absolviert hat und auch ein Heilpraktiker eine umfangreiche medizinische Prüfung abgelegt hat. Ich schlage vor, dass Sie es sich in diesem Punkt ganz einfach machen. Sagen Sie z. B.:

• Durch den Entscheid des Bundesverfassungsgerichtes vom 2. März 2004 ist es jedem, der die Selbstheilungskräfte eines Menschen stärkt, ohne dabei Diagnosen zu stellen oder Medikamente zu verordnen, erlaubt, andere Menschen per Handauflegen zu behandeln.

Mehr müssen Sie dazu nicht sagen. Wenn Sie eine medizinische Ausbildung haben, z. B. als Krankenschwester, Physiotherapeut, Masseur oder Heilpraktiker, dann sollten Sie diese natürlich auch erwähnen. Ob Sie etwaige Heilerausbildungen oder andere schulmedizinisch bislang weniger anerkannte Ausbildungen erwähnen bzw. in Ihrem Flyer darauf hinweisen, bleibt Ihnen überlassen. Bedenken Sie, dass dies ggf. auch zu Berührungsängsten seitens des Arztes und damit zu einer Ablehnung führen kann.

Ihr Ziel ist zunächst einmal der Beginn einer Zusammenarbeit. Im weiteren Verlauf ist, nach gemeinsamer Absprache, noch vieles möglich. Es gibt ein schönes Bild dazu: Eine Blume erwächst aus einem Samenkorn und bohrt sich zunächst mit einem dünnen Stiel durch den harten Boden. Erst später kann sie sich entfalten. Es bringt nicht viel, vollkommen entfaltet durch den Boden kommen zu wollen.

Was ist Reiki?

Schauen Sie doch einmal nach, was Sie zu Beginn dieses Textes als Antwort auf diese Frage geschrieben haben. Wahrscheinlich, wie die meisten es in den Reiki-Seminaren gelernt haben und es in den gängigen Büchern über Reiki steht, etwas wie: „Reiki ist universelle Lebensenergie. Diese Energie strömt durch alles Lebendige."

Wenn Sie das so beispielsweise einem Arzt erklären, dann wird mit relativer Sicherheit die Frage kommen: Was ist denn universelle Lebensenergie? Antworten Sie deshalb z. B. lieber in der folgenden Weise:

- Reiki ist eine Kraft, die in der Natur vorhanden ist. Betrachten Sie einmal die Sonnenenergie. Wenn wir nach ein paar Tagen Regen wieder in der Sonne sitzen, dann merken wir, wie wir auftanken und es uns besser geht, wie unser Immunsystem sich stärkt und unsere Lebensfreude wächst. Viele Ärzte empfehlen ja auch kranken Menschen, einen Urlaub zu machen und ein wenig Sonne zu tanken. Nur: Die Sonne scheint nicht immer. Was natürlich so nicht stimmt, denn eigentlich scheint sie ja immer. Es ist nur so, dass wir sie nicht immer sehen und spüren können. Aber die Kraft ist in der Natur vorhanden. Und so ist es auch mit Reiki: Es ist eine Kraft in der Natur, die es uns ermöglicht aufzutanken und uns wohl zu fühlen, gestärkt und ausgeglichen zu sein. Da wir heute nicht mehr so sehr mit oder in der Natur leben, sondern mehr auf der Natur, haben wir leider unsere Natürlichkeit verloren. Zu dieser Natürlichkeit bringt uns Reiki zurück – indem wir die Ausgewogenheit zwischen Körper und Psyche erfahren.

Eine Reiki-Schülerin aus China übersetzte mir einmal die beiden Schriftzeichen, die den Begriff „Reiki" bilden, nicht mit „universeller Lebensenergie", sondern sie sagte, dass diese Schriftzeichen auch „Energie, die in der Luft vorhanden ist" bedeuten können. So gesehen ist Reiki also eine Energie, die sich in der Luft befindet.

Viele Menschen haben Schwierigkeiten, sich das Universum vorzustellen. Deshalb verwende ich immer Beispiele, die verstanden werden und auch schon verspürt wurden. Dies macht ein Einführungsgespräch auch spannend. Sie müssen sich auf die jeweilige Person einstellen und es ihr so erklären, dass sie es versteht. Klingt das zu einfach? Probieren Sie es doch einfach einmal aus und erläutern Sie dem nächsten Menschen, der Reiki erklärt haben möchte, den Zusammenhang in dieser Weise.

Wo kommt die Reiki-Energie her?

Mit der Beantwortung dieser Frage ist es etwas schwieriger. Natürlich kann ich auch hier wieder antworten, dass Reiki eine Kraft ist, die in der Natur existiert. Nur bleibt dann immer noch die Frage: Wo kommt diese Kraft nun her? An diesem Punkt zitiere ich gerne den deutschen Physiker Max Planck. Er sagte einmal in einem Interview, er habe sein ganzes Leben lang nach dieser Kraft gesucht. Doch immer dann, wenn er sich wieder einen Teil davon habe erklären können, sei er zu einer noch viel größeren Energie gekommen, die scheinbar alles zusammenhalte und die er sich wiederum nicht habe erklären können. An diesem Punkt weise ich dann gerne darauf hin, dass bis heute eigentlich keiner so richtig weiß, woher die Energie eigentlich kommt, die uns am Leben hält, und dass derjenige, der ihren Ursprung erklären könne, damit sicherlich den Nobelpreis schon in der Tasche hätte. In diesem Moment kommt es meist zu einer Entspannung im Gespräch. Häufig stellt sich die Einsicht ein, dass die Frage nach dem Ursprung der Kraft, die uns alle am Leben erhält, bis heute nicht eindeutig zu beantworten ist.

Es gibt natürlich Menschen, die immer nur das glauben, was sie sehen und beweisen können. Diese weise ich gerne darauf hin, dass es mit den festen Überzeugungen so eine Sache ist, wie man z. B. gesehen hat an dem Ruck, der um die Erde ging, als sie plötzlich rund war, oder an der Einsicht, dass sich die Planeten unseres Systems um die Sonne und doch nicht um die Erde drehen. Wenn die Wissenschaft etwas beweisen kann, dann bedeutet dies ja nicht, dass es erst von da an existiert. Vielmehr ist es so, dass es damit gelingt, etwas zu beweisen, was schon immer da war.

Den meisten Menschen reicht diese Einsicht als „Antwort" auf die Frage „Wo kommt die Reiki-Energie her?". Beachten Sie jedoch, dass es im Erstgespräch z. B. mit einem Arzt, bei dem es um eine mögliche Zusammenarbeit geht, nicht angemessen ist, ausgiebig mit ihm über diesen Punkt zu diskutieren. Sollten Sie an dieser Stelle nicht zusammenkommen, überprüfen Sie, ob eine Zusammenarbeit dennoch möglich ist. Meiner Erfahrung nach gibt es heutzutage viele Ärzte und Entscheidungsträger in den verschiedensten Einrichtungen, die diesen Punkt sehr gut nachvollziehen können bzw. ihn in gleicher Weise sehen.

Erneute Beantwortung der zehn Fragen

Ich möchte Ihnen nun vorschlagen, die zehn Fragen auf S. 73 ein weiteres Mal zu beantworten. Nehmen Sie sich wiederum eine gute halbe Stunde Zeit für die schriftliche Beantwortung. Vergleichen Sie danach die neuerlichen Antworten mit Ihren Antworten von vorher. Erkennen Sie einen Unterschied?

Ob Sie nun einen Arzt in seiner Praxis, den Chefarzt einer Abteilung, den medizinischen Direktor, den wirtschaftlichen Leiter einer Einrichtung oder die Pflegedienstleitung vor sich haben: Die Fragen, die Ihnen gestellt werden, sind nahezu identisch. Und Ihre Möglichkeiten, so darauf zu antworten, dass eine Zusammenarbeit vorstellbar wird, auch. Nutzen Sie sie!

KAPITEL 6

Wissenswertes über den menschlichen Körper

Die Funktionen des Körpers und häufige Krankheiten

Von Norbert Lindner und Oliver Klatt

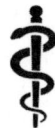

„Es gibt nur eine Gesundheit und eine Menge von Krankheiten. "

WILHELM VON HUMBOLDT

Dieses Kapitel gibt eine kurze Einführung in die verschiedenen Funktionen des menschlichen Körpers sowie einen Überblick über weit verbreitete körperliche Krankheiten; beides sind Wissensgebiete, auf denen man sich auskennen sollte, wenn man als Reiki-Behandler oder Heilpraktiker, ob in eigener Praxis oder in Zusammenarbeit mit Medizinern, tätig werden möchte.

Der menschliche Körper

Ein Begleiter fürs Leben – das ist der menschliche Körper mit seinen zahlreichen Funktionen, die für das Leben hier auf der Erde wichtig sind. Der folgende Text soll helfen, den menschlichen Körper besser kennen zu lernen; dies um den eigenen Körper besser zu verstehen sowie um bei der Arbeit mit Klienten und Patienten auf dieses Grundwissen zurückgreifen zu können.

Die Zellen

Wie alle Lebewesen besteht auch der Mensch aus einzelnen Zellen, insgesamt mehrere Milliarden an der Zahl. Die Zellen bilden Gewebe sowie die Organe und so genannte Systeme innerhalb des Körpers.

Ein Gewebe ist ein Zellverband ähnlich gearteter Zellen, die zusammenwirken, um dieselbe Aufgabe zu erfüllen. Verschiedene Gewebe verbinden sich und bilden Organe, von denen jedes eine besondere Funktion im menschlichen Körper hat. So schließen sich z. B. alle Magenzellen zu dem Organ Magen zusammen. Die sieben Organe Magen, Speiseröhre, Dünn- und Dickdarm, Leber, Gallenblase und Bauchspeicheldrüse bilden dann gemeinsam ein System: das Verdauungssystem. Der ganze Körper besteht aus solchen Systemen, die jeweils eine wichtige Aufgabe übernehmen. Die Steuerung dieser Systeme erfolgt über das vegetative Nervensystem.

Das Skelett

Das menschliche Skelett besteht aus 206 einzelnen Knochen. Es gehört zum Stütz- und Bewegungsapparat des Menschen. Durch das Zusammenwirken der Knochen mit Muskulatur und Sehnen kann der Mensch aufrecht stehen und sich bewegen. Mithilfe der Rippen werden wichtige Organe wie z. B. Herz, Lunge und Nieren geschützt. Der Schädel besteht aus einer zusammenhängenden Knochenhülle und schützt das besonders empfindliche Gehirn.

Alle Knochen sind durch Gelenke miteinander verbunden. Wichtige Gelenke sind z. B. das Schultergelenk, das Kniegelenk und das Hüftgelenk.

Knochen besitzen aufgrund ihres inneren Aufbaus eine so hohe Festigkeit, dass sie in der Lage sind, selbst einer tonnenschweren Belastung standzuhalten.

Die Muskeln

Die Knochen im menschlichen Körper können sich nicht von alleine bewegen. Dazu benötigen sie die Muskeln.

Die mehr als 400 Muskeln im menschlichen Körper können bis zu 50 Prozent des Körpergewichtes ausmachen. Sie sind über Sehnen mit den Knochen verbunden. So ist z. B. der Bizeps, der Muskel zum Beugen des Oberarms, auf der einen Seite im vorderen Bereich des Schulterblattes und auf der anderen Seite etwas unterhalb des Ellenbogengelenks befestigt.

Das Nervensystem

Für die Abstimmung der verschiedenen Organe und Systeme im menschlichen Körper untereinander sowie für den Austausch zwischen dem Organismus und seiner Umgebung ist das Nervensystem zuständig. Es setzt sich aus einem Gefüge von Zellen zusammen, den Neuronen, die untereinander Verknüpfungen herstellen. So können vom Gehirn aus Befehle an die Muskeln weitergeleitet werden, und die Tätigkeit der nicht dem Willen unterworfenen Muskeln kann automatisch gesteuert werden.

Das Nervensystem ist unterteilt in zwei größere Bereiche: das Zentralnervensystem und das periphere Nervensystem.

Das Zentralnervensystem besteht aus Gehirn und Rückenmark. Das Gehirn umfasst das Großhirn und das Kleinhirn. Während im Großhirn Informationen wie Hören, Sehen, Riechen und Schmecken verarbeitet werden sowie Gedanken, Gefühle und Träume entstehen, ist das Kleinhirn in erster Linie für die Koordination der Muskelbewegungen zuständig. Das ebenfalls zum Zentralnervensystem gehörige Rückenmark ist sozusagen das Verteilersystem. Es liegt im Inneren der Wirbelsäule, wo alle Nerven entspringen, die dem peripheren Nervensystem angehören.

Wie das zentrale, so besteht auch das periphere Nervensystem aus zwei Teilen: dem zerebrospinalen und dem vegetativen Nervensystem. Das zerebrospinale Nervensystem ist dafür zuständig, das Zentralnervensystem mit den Sinnesorganen und den willkürlichen Muskeln zu verbinden. Das vegetative Nervensystem hingegen steuert die inneren Aktivitäten des Organismus wie Kreislauf, Atmung und Verdauung sowie den Stoffwechsel.

Die Sinnesorgane

Über die Sinnesorgane tritt der Mensch in Kontakt mit der Außenwelt. Alles, was wir von der Umwelt wahrnehmen, erfahren wir über die Sinne. Die von den Sinnesorganen aufgenommenen Eindrücke werden über das Nervensystem an das Gehirn weitergeleitet, wo die ankommenden Informationen mit den abgespeicherten Informationen verglichen und schließlich eingeordnet werden. Zu den Sinnesorganen zählen Augen,

Ohren, Nase, Mund sowie die Haut, die unser größtes Sinnesorgan ist. Mit Hilfe der Sinnesorgane können wir andere Lebewesen und Dinge wie auch uns selbst sehen, hören, riechen, schmecken und ertasten, wir nehmen Kälte und Wärme wahr sowie Druck und Bewegung.

Die Zähne

Mit den Zähnen wird die Nahrung im Mund für die Verdauung vorbereitet. Die verschiedenen Zähne haben unterschiedliche Aufgaben: Die acht Schneidezähne an der Vorderseite des Zahnbogens sind für das Schneiden und Zerteilen der Nahrung zuständig; dabei werden sie unterstützt von den daneben liegenden vier Eckzähnen. Die weiter hinten liegenden acht Backenzähne sind für das Zermalmen und Zerkauen der Nahrung zuständig, ebenso die noch weiter hinten liegenden zwölf Mahlzähne, zu denen auch die so genannten Weisheitszähne gehören.

Die Zähne sind äußerst hart, die Außenschicht ist mit Schmelz bedeckt, dem härtesten Material im menschlichen Körper überhaupt.

Das Verdauungssystem

Um Energie aufzunehmen und damit das Funktionieren des Körpers zu gewährleisten, muss der Mensch Nahrung zu sich nehmen. Die Nahrung durchläuft, nachdem sie im Mund zerkleinert wurde, auf ihrem Weg durch das Verdauungssystem einen Prozess der Aufbereitung, der ihre Aufnahme erst ermöglicht. Dabei handelt es sich um physikalische, biologische und chemische Prozesse. Durch diese werden Kohlenhydrate, Fette und Eiweiße aus den Nahrungsmitteln in Stoffe umgewandelt, die der Organismus verwerten kann. Dies geschieht durch Säfte, die von verschiedenen Drüsen abgesondert werden.

Durch die Speiseröhre gelangt die Nahrung in den Magen. Dort wird sie mit Hilfe des Magensaftes zu einem halbflüssigen Speisebrei verarbeitet. Dann wandert sie weiter in den Dünndarm, wo Gallensaft, Bauchspeichelsekret und die Darmsäfte ausgeschüttet werden und die Nährstoffe der Nahrung aufgenommen werden. Schließlich wandert sie in den Dickdarm, wo das Wasser aus der Nahrung rückresorbiert wird und aus den unverdaulichen Stoffen der Kot gebildet wird.

Wichtige Teile des Verdauungssystems sind neben der Speiseröhre, dem Magen und dem Darm die Leber, die Gallenblase und die Bauchspeicheldrüse. Die Leber sondert die Gallenflüssigkeit ab, die in der Gallenblase gespeichert und von dort aus in den Darm abgegeben wird. Die Gallenflüssigkeit ist bei der Fettverdauung unverzichtbar. Die Bauchspeicheldrüse sondert, neben ihrer wichtigen Funktion für den Kohlenhydratstoffwechsel, das für die Nahrungsumwandlung so wichtige Bauchspeichelsekret ab, das wichtige Enzyme enthält.

Die Ausscheidungsorgane

Bei der Zellaktivität entstehen schädliche Stoffe, die nicht im Körper verbleiben dürfen. Die Ausscheidung geschieht auf vier Wegen: über die Atmung, den Schweiß, den Kot und den Urin.

Als eigentliche Ausscheidungsorgane gelten die Leber und die Nieren. In den Nieren wird das Blut gefiltert, das die schädlichen Stoffe enthält, die durch die Zellaktivität entstanden sind. Die Nieren filtern das Wasser und schädliche Stoffe aus dem Blut heraus. Gleichzeitig gewinnen sie wertvolle Blutbestandteile zurück und bilanzieren den Wasserhaushalt, indem sie nur eine begrenzte Menge an Wasser ausscheiden. Hieraus sowie aus den schädlichen Stoffen besteht der Urin, der über den Harnapparat aus dem Körper ausgeschieden wird. Der Harnapparat besteht aus den Harnleitern, die die Nieren mit der Blase verbinden, sowie der Blase, in der der Urin gesammelt wird, und der Harnröhre, über die der Urin ausgeschieden wird. Die Leber übt ihre entgiftende Funktion im Bereich des Stoffwechsels aus und scheidet die Gifte über die Gallengänge in den Darm aus.

Das Herz-/Kreislaufsystem

Über das Herz-/Kreislaufsystem werden Nährstoffe und Hormone im Körper verteilt sowie schädliche Stoffe, die durch Zellaktivität entstanden sind, abtransportiert. Zudem wird über dieses System Sauerstoff im gesamten Organismus verbreitet sowie Kohlendioxid abtransportiert.

Neben dem Lymphsystem, das aus einer Reihe von Bahnen besteht, in denen die Lymphozyten befördert werden (die mit dem körpereigenen Immunsystem zu tun haben), ist es der Blutkreislauf, der die entscheidende Rolle für das Kreislaufsystem spielt.

Der Blutkreislauf wird in Gang gehalten, indem das Herz ständig Blut durch die Adern pumpt. Die permanente Pumpbewegung des Herzens kennt zwei Phasen: Zunächst die kurzzeitige Erschlaffung des Herzens, wobei sich die Herzkammern mit Blut füllen. Dann das Zusammenziehen des Herzens, wobei das Blut wieder in den Blutkreislauf ausgeworfen wird. Vom Herzen aus fließt das Blut zunächst in die Lunge, wo es Sauerstoff tankt und Kohlendioxid abgibt. Dann fließt es, wiederum über das Herz, durch die Arterien, hin zu den verschiedenen Organen und Geweben, die es auf diese Weise mit Sauerstoff versorgt. Über die Kapillaren, das sind Blutgefäße mit sehr kleinem Durchmesser, erreicht der Sauerstoff schließlich die einzelnen Zellen der Organe und Gewebe. Auf dem Rückweg zum Herzen fließt das nun sauerstoffarme Blut durch die Venen, transportiert Kohlendioxid ab und durchläuft schließlich erneut Herz und Lunge, um Kohlendioxid abzugeben und neuen Sauerstoff aufzunehmen. Auf ähnliche Weise geschieht die Verteilung von Nährstoffen und Hormonen im Körper, die ebenfalls über das Blut transportiert werden.

Eine besondere Rolle im Blutkreislauf spielt die Milz. Ihre Aufgabe ist es, gealterte rote Blutkörperchen auszumustern. Außerdem dient sie als Blutspeicher. In einem Notfall kann sie das Blut, das sie zuvor zurückgehalten hat, ausschütten und so die Durchblutung steigern, was die Versorgung des Gewebes mit Sauerstoff verbessert.

Die Atmung

Über das Atmen wird der für den Körper lebenswichtige Sauerstoff aufgenommen sowie das bei der Zellaktivität anfallende, schädliche Kohlendioxid abgegeben.

Das zentrale Organ für die Atmung sind die beiden Lungen, die links und rechts der Brustmitte liegen. Beim Einatmen füllen sich die Lungenflügel mit Sauerstoff. Von den Lungenbläschen wird der Sauerstoff aufgenommen und ins Blut weitergeleitet. Über den Blutkreislauf verteilt sich der Sauerstoff im gesamten Organismus. So erhalten die Zellen die nötige Unterstützung, um ihre wichtigen Aufgaben zu erfüllen: die Nährstoffe, die ebenfalls vom Blut zu den Zellen transportiert werden, in Energie umzuwandeln, verschiedene Arten von Gewebe zu erzeugen und sich kontinuierlich zu erneuern. Der dabei anfallende Abfallstoff, das

Kohlendioxid, wird über den Blutkreislauf in die Lungen transportiert, wo er beim Ausatmen den Organismus verlässt.

Teile des Atmungssystems sind die Nasenhöhlen, die wichtigste Eintrittspforte der Luft in den Organismus, sowie Mund und Rachen, der Kehlkopf, die Luftröhre, die Bronchien und natürlich die Lungen. Daneben wirken beim Atmen der Brustkorb und die Atemmuskulatur mit, so z. B. das Zwerchfell, die Rippenmuskulatur und die großen Brustmuskeln.

Das Hormonsystem

Das Hormonsystem, auch endokrines System genannt, ist das innere Kontroll- und Steuerungssystem des Körpers. Es stimmt die Funktionen der einzelnen Organe aufeinander ab und hält das innere Milieu in einem Zustand des Gleichgewichts.

Die Hormone haben die Funktion von Botenstoffen. Über den Blutkreislauf gelangen sie an die Stellen im Körper, wo sie jeweils benötigt werden. Zuvor werden sie von verschiedenen Drüsen freigesetzt, den so genannten innersekretorischen (endokrinen) Drüsen, die die Hormone direkt ins Blut ausschütten. Dazu gehören der Hypothalamus, die Hirnanhangdrüse, die Schilddrüse, die Bauchspeicheldrüse, die Nebennieren und die Keimdrüsen.

Der Hypothalamus ist eine Art übergeordnete Zentrale, die die Produktion und Verteilung der Hormone in jeweils passender Menge, zum richtigen Zeitpunkt, steuert. Die Hirnanhangdrüse (Hypophyse) hat ebenfalls eine übergeordnete Funktion: Sie schüttet Hormone aus, die wiederum andere Hormondrüsen zur Ausschüttung ihrer Sekrete veranlassen. Die Schilddrüse steuert, vor allem über die Hormone Thyroxin und Calcitonin, alle Stoffwechselvorgänge, u. a. auch den Knochenstoffwechsel. Die Bauchspeicheldrüse stellt vor allem Insulin und Glukagon her, zwei Hormone, die für den Kohlenhydratstoffwechsel zuständig sind. Die Nebennieren, zwei kleinere Drüsen, schütten zwei verschiedene Hormone aus: Kortison und Aldosteron. Kortison ist für den Kohlenhydrat-, Fett- und Eiweißstoffwechsel von Bedeutung und sorgt für Ausbesserung und normales Wachstum der Gewebe. Aldosteron unterstützt die Rückgewinnung von Wasser und Natrium und die Ausscheidung von Kalium. Über das Nebennierenmark wird Adrenalin und Noradrenalin freigesetzt, zwei Hormone, die den Blutzuckerspiegel erhöhen und den Muskeln im Falle erhöhter Anstrengung schnell die nötige Energie zukommen lassen. Die Keimdrüsen schließlich sind geschlechtsspezifisch: Beim Mann handelt es sich dabei um die Hoden, bei der Frau um die Eierstöcke. Die Keimdrüsen setzen für die Fortpflanzung wichtige Hormone frei. Dies ist beim Mann z. B. Testosteron, das mit Beginn der Pubertät ausgeschüttet wird und das für die Entwicklung der sekundären männlichen Geschlechtsmerkmale wie Bart, tiefe Stimme und Muskelentwicklung zuständig ist. Bei der Frau wird mit Beginn der Pubertät z. B. Östradiol ausgeschüttet, das die Ausbildung der runden Körperformen und der hohen Stimme begünstigt.

Neben den endokrinen Drüsen, die ihre Säfte direkt ins Blut abgeben, gibt es noch die exokrinen Drüsen, die ihre Säfte ins Verdauungssystem oder auf die Hautoberfläche absondern. Zu den exokrinen Drüsen gehören z. B. die Bauchspeicheldrüse, die Verdauungssäfte in den Dünndarm abgibt, sowie die Schweißdrüsen und die Tränendrüsen.

Das Hormonsystem steht in enger Verbindung zum Nervensystem. Während das Nervensystem für die Außenreize zuständig ist, auf die es in verschiedener Weise reagiert, ist das Hormonsystem kontinuierlich damit beschäftigt, die von außen entstandenen Veränderungen innerlich auszugleichen.

Die Fortpflanzungsorgane

Da der menschliche Körper sterblich ist, bedarf es für den Fortbestand der Menschheit der Fortpflanzung. Dies geschieht bei den Menschen auf sexuellem Wege.

Die Fortpflanzungsorgane sind bei Mann und Frau sehr unterschiedlich. Der Mann hat einen Penis, dessen Aufgabe hinsichtlich der Fortpflanzung darin besteht, den männlichen Samen beim Samenerguss in das Innere der weiblichen Vagina zu bringen, sowie Hoden, in welchen die Samenfäden zuvor gebildet und gespeichert wurden. Die Frau hat eine Vagina, mit der sie den Penis des Mannes aufnehmen kann, sowie Eierstöcke, in welchen die Eizellen heranreifen, schließlich freigesetzt werden und dann mittels Befruchtung durch eine männliche Samenzelle eine neue Zelle bilden können. Durch Zellteilung entsteht ein neues menschliches Wesen, das während einer Phase von ca. neun Monaten in der weiblichen Gebärmutter heranwächst, bis es bei seiner Geburt den Körper der Mutter verlässt und von da an ein eigenständiges Lebewesen ist.

Die männlichen Fortpflanzungsorgane sind der Penis, die Hoden und Nebenhoden sowie die Samenblase, die Samenleiter und die Vorsteherdrüse (Prostata). Die weiblichen Fortpflanzungsorgane sind die Vagina, die Eierstöcke, die Eileiter und die Gebärmutter sowie in gewisser Hinsicht die Brustdrüsen, die Milch produzieren und die Ernährung des Säuglings in dessen ersten Lebensabschnitten gewährleisten.

Das Immunsystem

Der menschliche Körper verfügt über verschiedene Verteidigungsmechanismen, um Krankheitserregern entgegenzutreten, die in unseren Körper eindringen können, wenn wir uns beispielsweise verletzen. Natürlicherweise übernehmen diese Aufgabe die Leukozyten, die weißen Blutkörperchen. Diese spüren die Krankheitserreger auf und vernichten sie. Zusätzlich gibt es Maßnahmen wie z. B. Impfungen oder die Serumtherapie, die das Immunsystem bei seiner Arbeit unterstützen können und auf mögliche Infekte vorbereiten.

Der menschliche Körper besitzt ein dreifaches Abwehrsystem: Zunächst bilden Haut und Schleimhäute eine natürliche Barriere gegenüber Krankheitskeimen. Im Inneren des Körpers ist es das Lymphsystem, das mit seinen Antikörper produzierenden Lymphozyten – eine spezielle Sorte weißer Blutkörperchen – aktiv gegen schädliche Antigene vorgeht. Die dritte Barriere bilden schließlich die Immunzellen, das sind die B- und T-Lymphozyten, die in der Lage sind, spezifische Antikörper für jeden Antigen-Typ zu bilden, da sie die Fähigkeit besitzen, diese wiederzuerkennen.

Das Immunsystem besteht aus den Organen, die die Fähigkeit besitzen, Lymphozyten herzustellen und zu speichern. Zu diesen Organen gehören das rote Knochenmark, die Thymusdrüse, die Lymphknoten, die Milz und die so genannte Peyer-Plaques, ein Bestandteil der Darmwand.

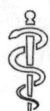

Körperliche Krankheiten

Der zweite Teil dieses Kapitels soll einen kurzen Überblick über häufig auftretende, körperliche Krankheiten geben. Arbeitet man als Reiki-Behandler, Heiler bzw. Heilpraktiker in eigener Praxis oder gemeinsam mit Ärzten, wird man dabei regelmäßig mit den Krankheitsbildern der Klienten bzw. Patienten konfrontiert. Dabei ist es wichtig, über die häufigsten Krankheiten informiert zu sein.

Viele Patienten kennen heutzutage ihre Diagnose sehr genau und verwenden im Gespräch darüber die entsprechenden lateinischen Bezeichnungen. Schon deshalb sollte man neben den deutschen auch die aus dem Lateinischen stammenden Bezeichnungen der häufigsten Krankheiten kennen; diese werden hier jeweils mit angegeben.

Krankheiten des Herz-/Kreislaufsystems

Die wohl am häufigsten auftretende Krankheit des Herz-/Kreislaufsystems ist die Arteriosklerose. In den Industrieländern ist die Erkrankung der Herzkranzgefäße (das sind die Arterien, die den Herzmuskel mit Blut versorgen) ab dem 40. Lebensjahr die Haupt-Todesursache. Fördernde Faktoren hierfür sind Stress, Rauchen, Alkohol, mangelnde Bewegung, Bluthochdruck (Hypertonie), Diabetes sowie fett- und cholesterinreiche Ernährung.

Die Arteriosklerose entsteht durch Fett- und Kalkablagerungen in den Gefäßinnenwänden. Durch die übermäßige Ansammlung von Fett und Cholesterin verengt sich mit der Zeit der Durchmesser der Arterien. Schließlich kann nicht mehr ausreichend Blut zirkulieren, was beim Herzmuskel, z. B. nach einer größeren Anstrengung, zu Schmerzen führen kann. Auf diese Weise kommt es zum so genannten Angina pectoris-Anfall. Angina pectoris heißt übersetzt „enge Brust". Dies bezeichnet den Schmerz, der durch die Minderversorgung mit Blut, und damit auch mit Sauerstoff, entsteht und der sich als einengender, stechender oder brennender Schmerz hinter dem Brustbein bemerkbar macht. Auch Kälte oder zu schweres Essen können diesen Anfall auslösen.

Der Angina pectoris-Anfall kann ein Vorbote eines Herzinfarktes sein. Bei einem Herzinfarkt wird der Herzmuskel nicht mehr ausreichend mit Blut und Sauerstoff versorgt. Je nachdem, wie groß das betroffene Areal ist, kann dies zum Tode führen. Noch sterben rd. drei Mal mehr Männer als Frauen an einem Herzinfarkt.

Eine weitere, häufig auftretende Krankheit, die im Zusammenhang mit dem Herz-/Kreislaufsystem steht, ist der Bluthochdruck (Hypertonie). Diese Erkrankung ist nicht unbedingt sofort spürbar, weshalb sie oft über lange Zeiträume hinweg unbemerkt bleibt, während gleichzeitig das Risiko eines Herzinfarktes enorm steigt. Bei Bluthochdruck kann die Ursache in einer organischen Krankheit liegen oder aber, was überwiegend der Fall ist, er tritt als Folge einer psychischen Belastung auf.

Krankheiten des Verdauungssystems

Eine häufig auftretende Krankheit des Verdauungssystems ist das Magengeschwür (Ulcus ventrikuli). Fördernde Faktoren sind vor allem übermäßiger Alkoholkonsum, Rauchen, ungesunde Ernährung, Stress sowie ein Bakterium namens Helicobacter pylori, das in der Magensäure überleben kann. Durch eine Verletzung der Schleimhaut kann es zu einem Geschwür kommen. Dieses kann sich durch die verschiedenen Schichten des Magens (Schleimhaut-, Bindegewebs- und Muskelschicht) fortsetzen und sogar in den Bauchraum einbrechen. Lässt sich der Schmerz durch Nahrungsaufnahme reduzieren, dann liegt das Geschwür im Magenbereich. Wird der Schmerz durch Nahrungsaufnahme verstärkt, liegt es im Bereich des Zwölffingerdarms.

Erkrankungen der Leber entstehen meist durch eine Virusinfektion oder durch falsche Ernährungsgewohnheiten wie übermäßigen Alkoholkonsum oder zu fette Nahrung. Durch extremen Alkoholkonsum kann es zu einer Fetteinlagerung kommen und damit zu einer Leberentzündung (Hepatitis). Häufig ist es aber auch ein Virus, der für eine Leberentzündung verantwortlich ist. Dabei handelt es sich in der Regel um den Hepatitis Virus A, B oder C.

Der Hepatitis Virus A ist in den Tropenregionen weit verbreitet. Die Übertragung geschieht fäkal-oral, d. h. der Virus wird mit dem Kot ausgeschieden und gelangt auf Umwegen beim nicht infizierten Menschen in den Mund.

Der Hepatitis Virus B überträgt sich parenteral, d. h. durch Umgehung des Verdauungstraktes. Dies kann z. B. bei einer Bluttransfusion oder durch sexuellen Kontakt geschehen. Hepatitis B ist die am häufigsten auftretende berufsbedingte Infektionskrankheit im Gesundheitswesen.

Der Hepatitis Virus C kommt weltweit vor und wird, so wie der Hepatitis Virus B, parenteral übertragen. Der große Unterschied zu Hepatitis B ist, dass bei rd. 80 Prozent der Infizierten eine chronische Verlaufsform entsteht, die nach etwa 15 bis 20 Jahren bei rd. 20 Prozent der Infizierten eine Leberzirrhose hervorruft.

Durch eine Leberentzündung wird die Leber in ihrer Funktion beeinträchtigt. Heilt die Entzündung narbig ab, zieht das Narbengewebe die Leber zusammen (Leberzirrhose), und sie beginnt zu schrumpfen. Dieser Zustand ist in der Regel nicht mehr heilbar. Gibt die Leber die Giftstoffe, die eigentlich zur Ausscheidung über die Galle bestimmt sind, infolge der Leberzirrhose wieder in das Blut zurück, kommt es zur Gelbfärbung der Haut, der so genannten Gelbsucht.

Übrigens: Unser Körper verträgt unglaubliche Einschränkungen, bevor er in seinen Funktionen nachhaltig gestört wird. So können wir z. B. mit nur einem Lungenflügel oder mit nur einer Niere im Prinzip gut leben. Die Leber muss bis zu 70 Prozent geschädigt sein, bevor man überhaupt etwas davon spürt. Bei der Bauchspeicheldrüse beträgt dieser Wert 50 Prozent, und Gefäßerkrankungen spüren wir sogar erst ab einer Verengung von 90 Prozent. Dies zeigt, wie viele Reserven wir im Körper haben. Leider ist es dadurch aber auch so, dass zu dem Zeitpunkt, wo erste Beschwerden in diesen Bereichen wahrgenommen werden, bereits große Schädigungen vorliegen.

Eine weitere Erkrankung des Verdauungssystems sind die so genannten Gallensteine. Diese entstehen, da sie überwiegend aus Cholesterin bestehen, meist durch einen zu hohen Cholesterinspiegel (Blutfettspiegel). Cholesterin wird im Körper u. a. zum Aufbau der Zellmembranen und von Vitamin D benötigt. Es wird vom Körper überwiegend selbst hergestellt (in der Leber) und zum Teil mit der Nahrung aufgenommen. Cholesterin, das zu den Blutfetten zählt, ist in tierischer Nahrung enthalten; in pflanzlicher Nahrung fehlt es gänzlich. U. a. durch falsche Ernährung kann es also zu einem erhöhten Blutfettspiegel und damit möglicherweise zu Gallensteinen kommen.

Die Größe eines Gallensteins kann zwischen der eines Grießkorns und der eines Hühnereis variieren. Verstopft ein Gallenstein den Gallengang, kann dies zu einer Gelbsucht führen, weil sich die Galle durch die Leber zurückstaut. Eine Gelbsucht kann begleitet werden durch schwere Schmerzen, die im rechten Oberbauch beginnen und bis in die Schulter hinein ausstrahlen können. Durch moderne Operationsmethoden können Gallensteine bzw. die Gallenblase relativ leicht entfernt werden.

Zunehmende Bedeutung gewinnen heute chronische entzündliche Darmerkrankungen wie Colitis ulcerosa und Morbus crohn. Man kann sie manchmal kaum voneinander unterscheiden. Sie werden grundsätzlich den immunologischen Erkrankungen zugeordnet. Als Ursache werden vor allem psychosomatische Auslöser vermutet.

Auch der Reizdarm ist eine weit verbreitete Krankheit. Dabei kommt es zu Durchfall, Verstopfung und Blähungen. Ursachen sind vor allem psychischer Druck und Stress.

Der Dickdarmkrebs ist die häufigste Krebsart in den Industrieländern. Eine entzündliche Darmerkrankung kann einer der Auslöser dafür sein. Vor allem aber zählen Polypen mit zu den Risikofaktoren. Im Rahmen von Vorsorgeuntersuchungen sollte ab dem 50. Lebensjahr eine regelmäßige Stuhlkontrolle auf verborgene Blutungen erfolgen. Viele Darmtumore sind rektal zu ertasten, da sie sich im letzten Stück des Darms, dem Enddarm (Rektum), befinden.

Krankheiten des Atmungssystems

Häufig auftretende, akute Erkrankungen des Atmungssystems sind Entzündungen des Nasen-/Rachenraumes und der Lunge. Dabei spricht man von Nasennebenhöhlen- und Rachen-, Mandel- oder Kehlkopfentzündung. Bronchitis heißt die Entzündung der Bronchien, als Pneumonie bezeichnet man die Entzündung der Lunge. Eine Bronchitis kann durch das Einatmen von Rauch bzw. Schadstoffen oder durch Viren bzw. Bakterien verursacht werden. Durch dauerhafte Belastung wie z. B. das Einatmen von Nikotin kann aus einer akuten eine chronische Bronchitis werden.

Eine so genannte Staublunge entsteht, wenn über lange Zeiträume hinweg kleinste Partikel eines für den Körper schädlichen Stoffes eingeatmet werden. Hierzu kann es berufsbedingt kommen, z. B. wenn im Bergbau täglich Kohlepartikel eingeatmet werden. Derart entstandene Ablagerungen können dann nicht mehr ausgeatmet werden. Sie führen zu ständigen Reizungen, die Folge davon sind Entzündungen und Vernarbungen.

Der dann auftretende Husten führt zu einem Druckanstieg in der Lunge, was zu einem „Überblähen" der Gasaustauschflächen (Alveolen) führt. Die überdehnten Alveolen verbinden sich mit anderen, weil die Wände der einzelnen Alveolen platzen. So entstehen Löcher im Lungengewebe, was zu einem verminderten Gasaustausch und so zu Atemnot führt. (Unter Gasaustausch versteht man die Aufnahme von Sauerstoff aus der Luft ins Blut und die Abgabe von Kohlendioxyd aus dem Blut in die Luft.) Liegt eines der im Lungengewebe entstandenen Löcher am Rippenfell, kann es bei größerer Anstrengung reißen. Dadurch strömt Luft in den Rippenfellraum ein, und die Lunge fällt in sich zusammen, sie kollabiert (Pneumothorax). Ein solches Kollabieren ist auch durch eine Verletzung der Lunge von außen möglich. Mit *einer* kollabierten Lunge stirbt man nicht. Diese muss dann stationär, durch Absaugen der Luft im Rippenfellraum, wieder aufgerichtet werden.

Eine weitere Krankheit des Atmungssystems ist Asthma. Dabei spielen meist allergische Auslöser eine entscheidende Rolle. Bei einer asthmatischen Reaktion verengen sich die Bronchien, und es kann nur noch erschwert geatmet werden. Da mehr Kraft im Einatmen als im Ausatmen liegt (das Einatmen erfolgt aktiv, über Muskeltätigkeit, das Ausatmen passiv, durch die Elastizität des Brustkorbes), bekommen Asthmatiker während eines Anfalls zwar Luft in die Lunge hinein, können diese aber durch die verengten Bronchien nur erschwert abatmen. Da die Bronchien nicht aktiv offen gehalten werden können, kann die Luft nur sehr langsam entweichen. Hinzu kommt, dass in der Erregung, die mit einem solchen Anfall einhergeht, oft mehr Luft eingeatmet wird, als überhaupt in der Lunge angestaut werden kann. Dies führt zu einem überblähten Brustkorb und damit zur Atemnot.

Krankheiten des Bewegungsapparates

Die Osteoporose ist die häufigste Erkrankung des Bewegungsapparates. Diese Knochenkrankheit tritt bei Frauen häufiger als bei Männern auf, dann meist nach den Wechseljahren (Menopause), was mit den weiblichen Geschlechtshormonen (Östrogenen) zu tun hat. Die Knochen werden instabil und können brechen. Ursächlich dafür ist ein Alterungsprozess, jedoch vor allem auch Bewegungsmangel.

Eine Knochenerweichung (Osteomalazie) hingegen besteht bei Mineralstoffmangel, vor allem, wenn es an Kalzium und Phosphor im Körper fehlt. Auch Kleinkinder können hieran erkranken.

Das Wort „Bandscheibenvorfall" ist wörtlich zu nehmen. Die Bandscheibe, die zwischen zwei Wirbeln liegt, hat eine harte Hülle und einen weichen Kern. Reißt die äußere Hülle, kann der gallertartige Kern „vorfallen" und auf das Rückenmark oder die abgehenden Nerven drücken. Oft reicht eine Zeit der Entspannung aus, damit der Kern wieder zurückfällt.

Der Ischiasnerv ist der längste Nerv im Körper und kann durch einen Bandscheibenvorfall gereizt oder eingeengt werden. Die dann auftretenden Schmerzen können vom Gesäß bis in die Zehen reichen.

Weitere Erkrankungen des Bewegungsapparates sind Arthritis und Arthrose; beide zeigen sich in den Gelenken. Bei der Arthritis handelt es sich um eine Entzündung in den Gelenken. Bei der Arthrose kommt es ebenfalls zu Gelenkschmerzen, jedoch vor allem infolge von Abnutzungserscheinungen. Auch Rheuma steht in Verbindung mit den Entzündungen der Gelenke. Meist sind dabei mehrere kleine Gelenke betroffen, z. B. an Hand und Fingern.

Besonders hervorzuheben ist eine Krankheit, die erst in den letzten Jahren verstärkt aufgetreten ist: die Fibromyalgie, eine auch als Weichteil-Rheuma bekannte Erkrankung der Muskeln und Sehnen. Als Ursache werden psychosomatische Auslöser vermutet, da diese Krankheit oft mit einer depressiven Stimmungslage verbunden ist.

Beim allgemein bekannten Muskelkater kommt es durch die Überanstrengung von Muskeln zu Faserrissen und Mikroblutungen, die schließlich den Schmerz verursachen.

Hautkrankheiten

Bei den meisten Hautkrankheiten sind Juckreiz, rote Flecken, Schwellungen und Bläschen sowie Trockenheit, Entzündungen und Nässen als Symptome vorhanden. Es gibt sehr vielschichtige Erkrankungen, was es schwer zu erkennen macht, wo genau die Ursache für eine bestimmte Reaktion der Haut liegt.

Bei der Schuppenflechte (Psoriasis) handelt es sich um die meist verbreitete Hautkrankheit. Nach Ausbruch der Krankheit besteht oft ein lebenslanges Beschwerdebild, mit abwechselnd schwächer und stärker werdenden Schweregraden. Diese können von kleinen Psoriasisherden bis hin zum Befall der gesamten Haut reichen. Die Psoriasis erkennt man an den scharf umrissenen, rötlichen Flecken, die zusammen mit silberweißen Schuppen auftreten. Meist erfolgt das erste Auftreten zwischen dem 16. und 20. Lebensjahr. Ein späterer Ausbruch ist eher selten, aber durchaus möglich. Hauptsächlich betroffen sind die Ellenbogen, die behaarten Bereiche des Kopfes, die Knie und die Kreuzbeingegend. Die Ursache für diese Erkrankung ist noch unbekannt. Eine erbliche Disposition wird nicht ausgeschlossen, wobei angenommen wird, dass nicht direkt die Erkrankung vererbt wird, sondern vielmehr die Bereitschaft zu deren Ausbruch. Die Psoriasis zählt zu den immunologischen Erkrankungen.

Die Neurodermitis ist eine weit verbreitete Hautkrankheit, mit der selbst Säuglinge manchmal konfrontiert sind. Dabei handelt es sich um eine stark juckende, rötliche Hautveränderung (Ekzem). Der Befall entsteht vor allem an Ellenbogen und Kniekehlen. Die Oberhaut ist durch das in Reaktion auf die Erkrankung häufige Kratzen sehr gereizt und zeigt die besagte Rötung sowie Nässen, Schuppung und Krustenbildung. Als Ursache gelten u. a. Allergien. Oft führt eine Nahrungsmittelunverträglichkeit zum Ausbruch. Wie bei vielen Krankheiten, so spielt auch bei der Neurodermitis die Psyche eine wichtige ursächliche Rolle.

Weiterhin gibt es den so genannten Hautkrebs, der beispielsweise als Basaliom oder auch als Melanom auftritt.

Beim Basaliom handelt es sich um die häufigste Hautkrebsart. Es tritt vor allem an lichtexponierten Stellen auf, z. B. auf den behaarten Bereichen des Kopfes, dem Nacken, den Ohren und rund um die Augen. Da es aber sehr langsam wächst und so gut wie nie Metastasen bildet, wird es als semimaligne (halb bösartig) bezeichnet. Bei rechtzeitiger Erkennung bestehen sehr gute Heilungschancen.

Anders verhält es sich bei dem als maligne (bösartig) bezeichneten Melanom. Dieses tritt in letzter Zeit immer häufiger auf. Gründe dafür sind u. a. zu intensives Sonnenbaden und vermehrte Sonnenbrände im Zusammenhang mit dem Rückgang der schützenden Ozonschicht. So treffen vermehrt schädigende Sonnenstrahlen auf die Haut. Melanome sind sehr bösartig, da sie bereits früh beginnen, Metastasen (Tochtergeschwulste) zu setzen. Das Melanom kann sich auf einem gesunden

Hautareal entwickeln und erweckt dabei zunächst nicht den Anschein einer bösartigen Erkrankung. Erkennen kann man es schließlich durch das schnelle Wachstum, eine ungleiche Pigmentierung der Haut sowie vor allem an Schmerz bzw. einem Juckreiz. Ein entzündlicher, rötlicher Hof um eine Hautveränderung herum zeugt bereits von einem vorgeschrittenen Stadium und bedarf auf jeden Fall der ärztlichen Untersuchung.

Krankheiten des Nervensystems

Zu den weit verbreiteten Krankheiten des Nervensystems gehören vor allem die Demenz, Morbus Parkinson, Multiple Sklerose, die Alzheimer-Erkrankung sowie Migräne.

Demenz bedeutet, wörtlich übersetzt, „ohne Geist" und tritt bei etwa einem Fünftel der über 80-Jährigen auf. Dadurch kommt es zum Verlust der erworbenen intellektuellen Fähigkeiten sowie zu einschneidenden Wesensveränderungen.

Die Alzheimer-Erkrankung entsteht durch eine diffuse Degeneration in der Großhirnrinde, was zu Wissenslücken bezüglich der jüngeren Vergangenheit führt. Im fortgeschrittenen Verlauf geht sie oft in eine Demenz über. Es wird vermutet, dass eine erhöhte Aluminumbelastung im Organismus zu Alzheimer und Demenz führen kann.

Bei Morbus Parkinson hingegen degeneriert ein anderer Teil des Gehirns, was zu kleinschrittigem Gang, Steifheit der Muskeln und Zittern führt. Die Bewältigung alltäglicher Aufgaben wird so immer schwieriger, wobei das Bewusstsein jedoch nicht getrübt ist, was es für den Betroffenen noch schwerer macht.

Alzheimer und Demenz treten meist erst im hohen Alter auf, während die Parkinson-Krankheit häufig schon zwischen dem 50. und 60. Lebensjahr auftritt. Die häufigste Erkrankung junger Erwachsener im Bereich des Nervensystems hingegen ist die Multiple Sklerose. Dabei kommt es zu schubweise auftretenden Beschwerden beim Sehen und Gehen. Entzündungen des Sehnerves mit Doppeltsehen und Gesichtsfeldausfällen sowie Lähmungen am ganzen Körper sind die Folge. Ein Schub kann mehrere Wochen andauern. Dazwischen finden sich oft Wochen oder Monate der Beschwerdefreiheit. So ist es auch möglich, dass eine einmal begonnene Erkrankung nie wieder auftritt. Interessanterweise gibt es in südlichen Länder (wo die Sonne viel scheint) weniger Fälle von Multipler Sklerose als in nördlichen Ländern.

Unter Migräne leiden heutzutage etwa zehn Prozent der Bevölkerung, wobei es sich überwiegend um Frauen handelt. Die Symptome reichen von Übelkeit, Erbrechen, Geräuschempfindlichkeit, Schwitzen und Schwindel bis hin zur Lichtscheue. Auch hier ist die Ursache nicht bekannt. Viele Betroffene kennen jedoch auslösende Faktoren; als solche werden z. B. Alkohol (vor allem Rotwein), Käse, Schokolade, bei Frauen die monatliche Periode sowie Medikamente (vor allem die Pille) benannt.

Als schwer heilbar bzw. unheilbar geltende Krankheiten

Es gibt wohl keine Krankheit, die länger und intensiver erforscht wurde als der Krebs. Dennoch gilt er in vielen Fällen aus schulmedizinischer Sicht als unheilbar. Beim Krebs wird allgemein zwischen gutartigen und bösartigen Tumoren unterschieden.

Gutartige Tumore sind Zellwucherungen, die in der Regel langsam wachsen und sich gegenüber dem umliegenden Gewebe gut abgrenzen. D. h. sie infiltrieren anderes, umliegendes Gewebe nicht, sondern verdrängen dieses. Deshalb werden sie gutartig genannt und können vollständig entfernt werden, ohne dass sie Spuren hinterlassen. Bezeichnungen für gutartige Tumore sind, je nachdem wo sie auftreten, z. B. Adenom (im Drüsengewebe), Fibrom (im Bindegewebe), Lipom (im Fettgewebe), Myom (im Muskelgewebe) und Polyp (in der Schleimhaut).

Bösartige Tumore hingegen sind Zellwucherungen, die sich oft rasend schnell ausbreiten und dabei vor allem das angrenzende Gewebe zerstören. Sie können Metastasen (Tochtergeschwulste) bilden, die sich weitab vom Primärherd entwickeln. Zu den malignen (bösartigen) Krebsarten zählen u. a. der Darmkrebs, der Magenkrebs, die Leukämie (Blutkrebs), der Lungen- bzw. Bronchialkrebs, der Prostatakrebs, der Brustdrüsenkrebs, Hirntumore sowie Hautkrebs.

AIDS ist eine Abkürzung des englischen Begriffes Acquired Immuno-Deficiency Syndrome. Dies bedeutet ins Deutsche übersetzt in etwa „erworbene Immunschwäche" bzw. „erworbener Immundefekt". Bei der AIDS-Krankheit handelt es sich um die Manifestation einer HIV-Infektion, also einer Infektion mit dem HI-Virus (Humaner Immundefizienz-Virus). Der menschliche Körper besitzt ein spezifisches und ein unspezifisches Abwehrsystem. Das unspezifische Abwehrsystem ist von Geburt an vorhanden und kann gegen unterschiedlichste Erreger wie Bakterien oder Viren vorgehen. Jedoch ist es dem unspezifischen Abwehrsystem nicht möglich, sich Informationen über bereits eingedrungene Erreger zu merken. Dies ist vielmehr die Aufgabe des spezifischen Abwehrsystems. Das spezifische Abwehrsystem entwickelt, wie der Name es schon sagt, für jeden Erreger einen spezifischen Antikörper. Dabei werden genaue Informationen über den jeweiligen Erreger im Immungedächtnis gespeichert. Kommt es in der Folge zu einem erneuten Eindringen des betreffenden Erregers in den Organismus, wird dieser sofort erkannt, da die entsprechende Information aus dem Immungedächtnis abgerufen werden kann. Auf diese Weise können die nötigen Antikörper schnell gebildet werden, wofür die so genannten Helferzellen, die B- und T-Lymphozyten, zuständig sind. Genau diese Helferzellen werden jedoch durch das HI-Virus zerstört. So kann das spezifische Abwehrsystem im Bedarfsfall nicht mehr reagieren, und die erfolgreiche Abwehr von Erregern versagt. Deshalb ist die AIDS-Krankheit durch bleibende oder wiederkehrende Infekte gekennzeichnet. Häufig kommt es auch zu einem Krebsbefall.

Beim Diabetes handelt es sich um eine Stoffwechselkrankheit. Normalerweise bildet die Bauchspeicheldrüse ein Hormon, das die Fähigkeit besitzt, den Blutzuckerspiegel im Körper zu senken. Dieses Hormon wird Insulin genannt. Beim Diabetes kommt es zu Problemen bezüglich der Produktion bzw. der Aufnahme dieses Hormons durch die Körperzellen. Man unterscheidet den Diabetes Typ 1 und den Diabetes Typ 2.

Beim Diabetes Typ 1 stellt die Bauchspeicheldrüse die Produktion von Insulin gänzlich ein. Dadurch herrscht ein permanenter Insulinmangel im Körper, weshalb ein Leben lang Insulin gespritzt werden muss, der fehlende Stoff also von außen dem Körper zugeführt werden muss.

Beim Diabetes Typ 2 herrscht eine verminderte Insulinempfindlichkeit im Körper. D. h. die Körperzellen, die das von der Bauchspeicheldrüse produzierte Insulin üblicherweise aufnehmen, sind unempfindlich gegenüber dem Insulin geworden und nehmen deshalb nicht mehr die benötigte Menge auf.

Der Krankheitsverlauf einer Diabetes Typ 2 geht langsam und schleichend vor sich. Als Ursache vermutet man falsche Ernährung. Durch einen über Jahre hinweg zu hohen Blutzuckerspiegel im Körper mussten die entsprechenden Zellen ständig vermehrt Insulin aufnehmen, was schließlich dazu führt, dass sie dies mehr und mehr verweigern. Zur Behandlung einer Diabetes Typ 2 im Anfangsstadium ist vor allem eine ausgewogene und bewusste Ernährung nötig. Erst später ist ggf. das Spritzen von Insulin notwendig.

Die körperlichen Auswirkungen eines Diabetes können enorm sein. Durch Beeinträchtigung der arteriellen Durchblutung kann es zu einer Erblindung, einer Nierenfunktionsstörung, zu Störungen des Nervenstoffwechsels sowie zu Durchblutungsstörungen am Herzen, im Gehirn und an den Beinen kommen.

Ebenfalls zu den schwer heilbaren Krankheiten zählen die Allergien. Bei einer Allergie kommt es im Körper zu einer übersteigerten Reaktion auf körperfremde Stoffe, die im Normalfall harmlos sind. Häufig handelt es sich hierbei um Pollen, Hausstaub, Eiweiße (z. B. in Milch und Käse) oder Medikamente. Beim ersten Kontakt mit dem betreffenden Stoff wird dieser vom Immunsystem als bedrohlich eingestuft, und es werden Antikörper gebildet. Kommt es zu weiteren Kontakten mit diesem Stoff, werden die entsprechenden Antikörper verstärkt gebildet. Damit reagiert das Immunsystem überempfindlich, allergisch. Die Therapie zielt darauf ab, diese überzogene Reaktion einzudämmen.

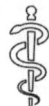

Energetischer Schutz

Alle in diesem Kapitel beschriebenen Krankheiten können, begleitend zu den schulmedizinischen Maßnahmen, mit Reiki behandelt werden. Für viele Reiki-Praktizierende, die durch häufige Reiki-Behandlungen ein intuitives Wissen um die Existenz von feinstofflichen Energiefeldern besitzen, ist es eine Tatsache, dass es bei der Heilarbeit im Energiefeld eines kranken Menschen ratsam ist, sich energetisch vor den Einflüssen dieses Feldes zu schützen. Dies kann auf unterschiedliche Weise geschehen, z. B. durch eine durchgängig innerlich wachsame Haltung oder durch die Ausführung kleiner Rituale, vor und insbesondere nach einer Behandlung.

Ein schönes Ritual in der Medizin ist das Händewaschen nach der Behandlung. Zum einen dient es wirklich der Reinigung, also der körperlichen Reinigung, vor allem für den Fall, dass bei der Behandlung ein Kontakt mit einem Erreger stattgefunden haben sollte. Zum anderen steht es auch für eine energetische Reinigung. Wir können uns dabei vorstellen, dass alle negativen Belastungen, die wir möglicherweise aufgenommen haben, mit dem Wasser abgewaschen werden.

Reiki-Praktizierende sollten bei ihrem Lehrer spezielle energetische Reinigungsmethoden erfragen. Für Praktizierende des 2. Grades besteht die Möglichkeit, das im Seminar erlernte Wissen auch zur energetischen Reinigung zu verwenden. Darüber hinaus ist die regelmäßige Selbstbehandlung mit Reiki ein wichtiger Faktor, der zum allgemeinen energetischen Schutz beiträgt. Durch die tägliche Selbstbehandlung ist der Reiki-Praktizierende grundsätzlich energetisch ausgewogen und gestärkt. Die eigene Gesundheit und Stärke ist der beste Schutz vor allem, was einem in der Heilarbeit mit den Klienten bzw. Patienten begegnet.

KAPITEL 7

Wissenschaftliche Publikationen

Die wichtigsten Forschungsarbeiten bezüglich Reiki

Von Oliver Klatt,
in Zusammenarbeit mit Dipl.-Psych. Moritz Harder

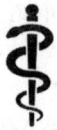

„Das einzige Mittel gegen Aberglauben ist Wissenschaft."

HENRY THOMAS BUCKLE

Vorbemerkung: Die Inhalte dieses Kapitels basieren in weiten Teilen auf den Recherchen von Dipl.-Psych. Moritz Harder und stellen eine für dieses Buch vorgenommene Aktualisierung des Theorieteils seiner bislang noch unpublizierten Diplomarbeit dar (der praktische Teil der Diplomarbeit behandelt eine von ihm durchgeführte Fernreikistudie). Die Diplomarbeit ist auf Anfrage bei Herrn Harder gegen einen Unkostenbeitrag erhältlich (Kontaktadresse siehe Anhang).

Reiki-Forschung noch am Anfang

Obwohl das Usui-System des Reiki weltweit verbreitet ist und viele Millionen Menschen rund um den Globus es seit langem erfolgreich praktizieren, ja Reiki in vielen Ländern gar als „Volksheilkunst Nr. 1" gilt, liegen bislang nur wenige wissenschaftliche Studien zur therapeutischen Wirksamkeit von Reiki vor. Dies mag daran liegen, dass in den letzten Jahren weder einzelne Reiki-Praktizierende noch nationale oder internationale Reiki-Verbände aktiv den Kontakt zu wissenschaftlichen Forschungseinrichtungen gesucht haben. Wissenschaftler wiederum, die sich mit dem Bereich Energiemedizin bzw. geistige Heilung befassen, haben, wahrscheinlich aufgrund der Tatsache, dass das Usui-System des Reiki in der öffentlichen Wahrnehmung längst nicht den Platz einnimmt, den es aufgrund seiner großen Verbreitung eigentlich verdient hätte, bislang überwiegend andere Formen des Handauflegens bzw. der Energiearbeit untersucht.

Grundsätzlich gilt, dass es den meisten Reiki-Praktizierenden ausreicht, wenn sie die Heilerfahrungen, die sie mit Reiki machen, für sich wahrnehmen und lediglich mit einigen ausgewählten Personen aus ihrem persönlichen Umfeld darüber sprechen. Einigen Reiki-Praktizierenden ist es darüber hinaus gelungen, ihre Heilfähigkeiten auf ihrer Arbeitsstelle einzubringen, z. B. in Krankenhäusern oder Senioreneinrichtungen. Dabei waren einige so überzeugend und es bestanden so günstige Rahmenbedingungen, dass ihnen die Möglichkeit eröffnet wurde, in ihrer Angestelltentätigkeit, z. B. als Krankenschwester oder Altenpfleger, mit Unterstützung der Stationsleitung Reiki-Behandlungen und -Seminare durchzuführen. Darüber hinaus gibt es Reiki-Praktizierende, die aktiv die Zusammenarbeit mit Arztpraxen und Kliniken suchen und dabei erfolgreich sind. Für eine zunehmende Zusammenarbeit zwischen Ärzten und Reiki-Praktizierenden ist es von Vorteil, wenn es viele wissenschaftliche Studien gibt, die die therapeutische Wirksamkeit von Reiki bestätigen.

Klar ersichtliches Wissen

Persönliche Heilerfahrungen finden, wie das Wort es schon sagt, auf der Erfahrungsebene statt. Dabei erfährt der Einzelne an sich selbst oder als Therapeut in Begleitung eines anderen Menschen, wie Heilung stattfindet und wie sich körperliche und geistige Gesundheit einstellt. Und schließlich ist die persönlich gemachte Erfahrung der Ausgangspunkt für weiteres Handeln, im jeweiligen Zusammenhang.

In der Wissenschaft reicht es jedoch nicht aus, sich lediglich auf der Ebene der persönlichen Erfahrung zu bewegen, d. h. sein Handeln nur aus persönlich gemachten Erfahrungen abzuleiten. In der Wissenschaft muss Handeln auf Wissen beruhen, und dieses Wissen muss klar ersichtlich sein. Es gilt der Grundsatz: „Was ich tue, muss ich verstehen."

Weiterhin gilt in der Wissenschaft der Grundsatz der Intersubjektivität. D. h. angewandte Methoden müssen intersubjektiv, also von verschiedenen Personen nachvollziehbar sein. Ebenso besteht die Anforderung z. B. an ein Experiment (oder auch an das Erwirken einer Heilung), dass es prinzipiell wiederholbar sein muss.

Für die meisten Reiki-Praktizierenden und geistigen Heiler stehen diese Sichtweisen nicht im Mittelpunkt ihres Handelns. Ihnen reicht für die Herleitung ihrer Handlungen grundsätzlich die Summe ihrer persönlich gemachten Erfahrungen; eine Sichtweise, die übrigens viele weise Menschen der unterschiedlichsten spirituellen Traditionen und Religionen teilen. Dennoch, so möchte ich sagen, gilt es in diesem Punkt, den Blick ein Stück zu heben und über das persönliche Blickfeld hinaus auf das Ganze zu richten, auf den größeren Kreis der Mitmenschen, auf die Gesellschaft, für die jeder ein Stück Verantwortung mitträgt.

Dabei ist festzustellen, dass es innerhalb der Gesellschaft, in der wir leben, Vorgehensweisen gibt, mittels derer versucht wird herauszufinden, was allgemein den Menschen nutzt und was ihnen schadet. Aufgrund der erlangten Resultate wird in der Folge das auf gesellschaftlicher Ebene als nützlich Erkannte gefördert und das als schädlich Erkannte versucht zu reduzieren. In der heutigen Zeit beruhen die entsprechenden Vorgehensweisen überwiegend auf den Erkenntnissen der Wissenschaft, die in ihrer derzeitigen Form vor rd. 200 Jahren, zur Zeit der Aufklärung, ihren Anfang nahm.

Wahrnehmung, Vernunft, Erfahrung

Damit heutzutage eine Methode, eine Verfahrensweise auf breiter Basis gesellschaftliche Anerkennung erlangen kann, muss sie den geschilderten Prozess erfolgreich durchlaufen haben. Dies geschieht in der Regel in zwei Schritten: Zunächst muss die therapeutische Wirksamkeit z. B. einer Heilmethode durch wissenschaftliche Studien hinreichend bestätigt worden sein. Im zweiten Schritt muss nach den Ursachen hierfür geforscht werden; letztlich sollten diese klar ersichtlich werden, auf der Grundlage von Wahrnehmung und Vernunft.

Ähnliches gilt beispielsweise auch für die Zulassung von Arzneimitteln. Damit in Deutschland ein Arzneimittel zugelassen werden kann, muss der Hersteller die Wirksamkeit, die Qualität sowie die Unbedenklichkeit eines neuen Mittels hinreichend nachgewiesen haben. Interessanterweise werden dabei z. B. an pflanzliche Mittel geringere Ansprüche gestellt als an chemisch definierte Medikamente. So reicht für die Zulassung pflanzlicher Mittel laut Arzneimittelgesetz, vereinfacht gesagt, die mit den Pflanzen seit langem gemachte Erfahrung aus, damit die Präparate als Arzneimittel zugelassen werden können.

Würde man diesen Grundgedanken z. B. auf die Anerkennung komplementärer Heilmethoden übertragen, gemäß dem Prinzip „Wer heilt, hat Recht", so würde es möglich, dass schon dann, wenn die therapeutische Wirksamkeit einer Methode hinreichend bestätigt worden ist, diese Methode auf breiter Basis gesellschaftliche Anerkennung erlangen könnte.

Doch egal, an welchem Punkt die Anerkennung letztlich ansetzt: In jedem Fall wird die Beschäftigung mit dem Usui-System des Reiki auf wissenschaftlicher Ebene im Ergebnis dazu führen (in diesem Punkt sind sich Millionen Reiki-Praktizierende weltweit wohl sicher), dass das System als allgemein nützlich und heilsam für den Menschen erkannt wird. So werden immer mehr Reiki-Praktizierende ihre therapeutischen Fähigkeiten in die Gesundheitssysteme der Welt einbringen können, sei es im Rahmen ihrer Tätigkeit in größeren Einrichtungen wie z. B. Krankenhäusern und Seniorenheimen, in selbstständiger Tätigkeit als Heiler, Heilpraktiker oder Arzt, in Zusammenarbeit mit Ärzten und Heilpraktikern oder in lehrender Tätigkeit.

Forschung zu geistiger Heilung

Neben dem Usui-System des Reiki gibt es zahlreiche andere Formen geistiger bzw. energetischer Heilung. Die Bandbreite reicht von Methoden wie Prana-Heilung, Therapeutic Touch und der Chakra-Therapie über individuelle Formen des Handauflegens bis hin zur Unterstützung von Heilbehandlungen durch Klänge, Steine und Aromen.

Eine Definition geistigen Heilens, die auf der Website des Dachverbandes Geistiges Heilen (DGH) zu finden ist, lautet: „Geistiges Heilen hat weder etwas mit Geistern noch mit Heiligkeit zu tun. (…) ‚Geistiges Heilen' steht (…) für eine Tätigkeit des Heilens mit den Händen durch die Fähigkeit, das ‚Qi' (Chi), die universelle Lebens- oder Bioenergie, zu aktivieren, zu lenken und den jeweiligen Erfordernissen entsprechend anzuwenden, um Ausgewogenheit der körperlichen Energien wieder herzustellen und Heilung im ganzheitlichen Sinne zu fördern."[1]

---

1 www.dgh-ev.de, zitiert nach einem Text von Dr. med. Ulrich Klettner.

Während es bislang nur wenige wissenschaftliche Studien zur thera-peutischen Wirksamkeit von Reiki gibt, liegen für den Gesamtbereich der geistigen Heilung, zu dem das Usui-System des Reiki gezählt werden kann, bereits eine Vielzahl qualitativ hochwertiger Studien vor. Den wohl umfassendsten Überblick hierzu gibt der US-amerikanische Forscher Daniel Benor mit einer Auswahl von 191 kontrollierten Studien aus hun-derten von Studien, die in den letzten 30 Jahren durchgeführt worden sind.[2] Von diesen 191 Studien weisen 124, also 65 Prozent, signifikant positive Ergebnisse auf. Die positiven Ergebnisse konnten, so Benor, am häufigsten zur Beeinflussung der elektrischen Reaktionen der Haut[3], zur Angst- sowie zur Schmerzreduktion vorgebracht werden.

Weiterhin stellt Benor fest, dass es unter den 191 von ihm ausgewähl-ten Studien insgesamt 21 mit signifikanten Ergebnissen zum Thema Fernheilung gebe. Er fasst die Ergebnisse seines Überblicks dahingehend zusammen, dass die Frage, ob geistiges Heilen wirke, klar bejaht werden könne, und dass zukünftige Untersuchungen sich allmählich damit be-fassen könnten, nach den Ursachen hierfür zu forschen. Geistiges Heilen scheine, so Benor, einen generell gesundheitsfördernden Einfluss auf den gesamten Organismus zu haben und dabei frei von Nebenwirkungen zu sein. Abschließend stellt er fest, dass es zum Thema spirituelle Hei-lung mehr wissenschaftliche Studien gebe als zu den meisten anderen komplementären Therapien (nur zu Hypnose, Akupunktur und Psy-choneuroimmunologie[4] seien es mehr).

---

2 zitiert nach Moritz Harder, „Zur paranormalen Informationsvermittlung mit Fern-reiki" (unveröffentlichte Diplomarbeit), S. 31 / dort Verweis auf: Daniel Benor, „Spiritual Healing. Scientific Validation of a Healing Revolution", Southfield, MI, 2001 (Vision Publications).

3 Auch für die Untersuchung der Effekte von Reiki-Behandlungen bietet sich die Erhebung hautelektrischer Parameter, wie z. B. dem Hautwiderstand oder der elektri-schen Leitfähigkeit, besonders an. Dies, da Reiki über die meist mit der Behandlung verbundene, lokale und/oder allgemeine Durchwärmung des Körpers (insbesondere auch der normalerweise eher weniger durchbluteten Körperperipherie) vermutlich eine unmittelbare Aktivierung der Schweißdrüsen bewirkt, die sich dann als verrin-gerter Widerstand bzw. erhöhte Leitfähigkeit der Haut erfassen lassen sollte.

4 Psychoneuroimmunologie: Relativ junger Forschungszweig, der sich mit den Zu-sammenhängen zwischen seelisch-psychisch-emotionalem Erleben einerseits sowie dem Immunsystem andererseits befasst. Die Psychoneuroimmunologie ist ein in der Psychologie und Medizin voll anerkanntes Forschungsgebiet. Für den Bereich der geistigen Heilung ist dieses Gebiet insofern von Bedeutung, als dass mit den hier verwendeten Methoden und Messinstrumenten auch Effekte geistiger Heilweisen, sowohl auf die Psyche als auch auf das Immunsystem, untersucht werden können.

Begrifflichkeiten und Zusammenhänge

Wer einmal anfängt, sich mit den Ergebnissen wissenschaftlicher Studien zu beschäftigen, für den wird es unumgänglich, sich mit bestimmten Begrifflichkeiten und Zusammenhängen vertraut zu machen. Dieses Wissen ist darüber hinaus auch im Gespräch mit Medizinern von großem Wert. Sollte es dabei nämlich um die Frage gehen, welche wissenschaftlichen Untersuchungen im Bereich Reiki bislang vorliegen bzw. wie die Ergebnisse dieser Studien aussehen, dann ist es hilfreich, sich mit den folgenden Begrifflichkeiten auszukennen.

Signifikanz: Dies ist einer der wichtigsten Begriffe für das Verständnis der wissenschaftlichen Herangehensweise. Signifikanz bezeichnet die statistische Irrtumswahrscheinlichkeit eines Ergebnisses. Spricht man von einem „signifikanten Ergebnis", dann liegt die Irrtumswahrscheinlichkeit bezüglich des Ergebnisses bei fünf Prozent. Spricht man von einem „hochsignifikanten Ergebnis", dann besteht nur noch eine Irrtumswahrscheinlichkeit von einem Prozent. Eine Aussage wie z. B. „Diese Studie hat ein signifikantes Ergebnis" bedeutet also: Das Ergebnis der Studie ist statistisch „sicher" nachgewiesen. Die Wahrscheinlichkeit, dass dem nicht so ist, liegt bei höchstens fünf Prozent („signifikant") bzw. bei höchstens einem Prozent („hochsignifikant"). Ein signifikantes Ergebnis ist die Voraussetzung dafür, dass ein bestimmtes Ergebnis überhaupt als wissenschaftlich belegt gilt.

Kontrollgruppe: Eine Verfahrensweise bei der Durchführung wissenschaftlicher Studien ist es, die Ergebnisse, die in der Experimentalgruppe unter bestimmten Bedingungen, z. B. bei der Behandlung mit Reiki, erzielt wurden, mit den Ergebnissen zu vergleichen, die in einer Kontrollgruppe erzielt wurden. Dabei sollten in der Kontrollgruppe nach Möglichkeit die gleichen Bedingungen herrschen wie in der Experimentalgruppe, mit der einen Ausnahme, dass in der Kontrollgruppe die entsprechende Behandlung, z. B. mit Reiki, nicht stattfindet. Auf Basis dieser Grundidee gibt es drei unterschiedliche Arten von Kontrollgruppen: Solche, bei denen eine Placebo-Behandlung stattfindet (oder ein Placebo-Medikament gegeben wird), solche, bei denen gar keine Behandlung stattfindet (bzw. gar kein Medikament gegeben wird) und solche, bei denen eine ähnliche Behandlung stattfindet (bzw. ein ähnliches Medikament gegeben wird).

Eine Kontrollgruppe dient der Kontrolle von Placebo-Effekten bzw. unspezifischen Behandlungseffekten wie z. B. einfacher Entspannung. Ist von einer „kontrollierten Studie" die Rede, dann ist damit eine Studie gemeint, bei der es eine Kontrollgruppe gab.

Placebo-Effekt: Bezeichnung für den Effekt, der zutage tritt, wenn Medikamente oder Behandlungsformen zu einer gesundheitlichen Verbesserung führen, obwohl sie keinerlei Wirkstoffe enthalten bzw. nur vorgetäuscht werden.

Blindstudie: Bei einer Studie, die unter Blindbedingungen abläuft, erfahren die Versuchspersonen nicht, ob sie sich in der Experimentalgruppe oder in der Kontrollgruppe befinden. Sie wissen also nicht, ob sie, z. B. bei der Untersuchung der Wirksamkeit von Reiki-Behandlungen, tatsächlich eine Reiki-Behandlung erhalten, ob diese bei ihnen nur vorgetäuscht wird oder ob sie eine ähnliche Form der Behandlung, z. B. Therapeutic Touch, erhalten.

Eine Blindstudie beugt Placebo-Effekten vor. Ist von einer „verblindeten Studie" die Rede, dann ist damit eine Studie gemeint, bei der Blind- oder Doppelblindbedingungen herrschten.

Doppelblindstudie: Bei einer Studie, die unter Doppelblindbedingungen abläuft, gilt das Gleiche wie für eine Blindstudie, nur das hier neben den Versuchspersonen auch die Versuchsleiter nicht wissen, welche Versuchspersonen zu der Experimentalgruppe und welche zu der Kontrollgruppe gehören.

Eine Doppelblindstudie beugt Placebo- sowie Versuchsleiter-Effekten vor. Von letzteren spricht man, wenn ein Versuchsleiter die Versuchspersonen, mehr oder weniger unbewusst, in Richtung der von ihm gewünschten Ergebnisse beeinflusst.

Randomisierung: Dieser Begriff bezeichnet die Zuweisung der Versuchspersonen zur Experimentalgruppe bzw. zur Kontrollgruppe per Zufallsgenerator.

Dieses Verfahren dient der Kontrolle systematischer Fehler, zu denen es in wissenschaftlichen Experimenten kommen kann.

Meta-Analyse: Hierbei handelt es sich um ein statistisches Verfahren zur Zusammenfassung der Ergebnisse verschiedener Studien zu wenigen Gesamtkennwerten. Eine Meta-Analyse ermöglicht zusammenfassende Aussagen über ein ganzes Forschungsfeld.

Wissenschaftliche Publikationen: Dies ist ein Oberbegriff für verschiedene Formen wissenschaftlicher Veröffentlichungen.

Das Herzstück der wissenschaftlichen Forschung bilden die **Studien**. Dabei handelt es sich um wissenschaftliche Untersuchungen, die unter vorher genau festgelegten Bedingungen stattfinden. Meist betreffen sie die Prüfung der Wirksamkeit einer Behandlungsmethode oder eines Medikamentes.

Weiterhin gibt es die so genannten **Reviews**. Das englische Wort Review bedeutet sinngemäß Rückblick, Übersicht, Rundschau. Ein wissenschaftlicher Review ist ein längerer, übersichtsartiger Artikel, teils mit prüfendem Kommentar, der eine zusammenfassende Übersicht zu einem Forschungsfeld gibt und dabei u. a. die Ergebnisse verschiedener Studien aus diesem Forschungsfeld darstellt.

Bei einem **Abstract** handelt es sich ebenfalls um eine Übersicht, jedoch um eine kurze, inhaltliche Zusammenfassung einer größeren Arbeit, z. B. eines Vortrages oder eines Artikels. Ein Abstract soll einen raschen Überblick über die Themenstellung sowie die wichtigsten Ergebnisse der Arbeit geben, auf die er sich bezieht.

Darüber hinaus gibt es wissenschaftliche **Artikel**, in denen ganz allgemein, je nach Vorgehensweise des Verfassers, über wissenschaftliche Zusammenhänge, Studien, Ergebnisse, Theorien etc. informiert wird.

Selbstverständlich gibt es auch ganze **Bücher**, die sich mit wissenschaftlichen Themen in verschiedenster Form befassen.

Abschließend sei erwähnt, dass es auch **unveröffentlichte Schriften** gibt, die als Studien, Reviews, Artikel oder Bücher vorliegen können. Für diese darf der Oberbegriff „Publikationen" nicht verwendet werden, da sie bislang nicht publiziert wurden.

Wissenschaftliche Publikationen im Bereich der Medizin geben Medizinern die Möglichkeit, das jeweilige Forschungsgebiet von ihrer Perspektive her verstehen zu können. So erfahren sie, was die jeweils untersuchte Behandlungsmethode, das jeweils untersuchte Medikament ihren Patienten bieten kann. Ärzte benötigen Reviews und Studien, die sich mit bestimmten Forschungsfeldern der Medizin, z. B. mit der Reiki-Forschung, befassen, um die Anwendung komplementärer Methoden wie z. B. dem Usui-System des Reiki guten Gewissens unterstützen zu können.

Zum Stand der Reiki-Forschung

Bezüglich der aktuellen Reiki-Forschung lässt sich, wie bereits dargestellt, feststellen, dass diese derzeit noch in den Kinderschuhen steckt. Bei der Forschungsübersicht von Dipl.-Psych. Moritz Harder, die den folgenden Ausführungen zugrunde liegt, handelt es sich nach seinen Angaben um einen ersten Ansatz zur Standardisierung und Zusammenführung der Ergebnisse verschiedener Studien zum Bereich Reiki. Derzeit gehe es vor allem darum herauszufinden, ob Reiki sich in kontrollierten Studien überhaupt als wirksam erweise.

In einigen Jahren, so Harder, sobald 20 bis 30 qualitativ akzeptable Studien vorliegen würden (derzeit seien es insgesamt erst sieben Studien, die als qualitativ akzeptabel zu bezeichnen seien), werde es voraussichtlich möglich sein, eine erste Meta-Analyse zu erstellen, an deren Ende *eine* Effektstärke und *ein* Signifikanzwert für das gesamte Forschungsgebiet Reiki stehe. Eine solche Meta-Analyse, auf guten Studien beruhend, sauber durchgeführt und konservativ gerechnet, könne, so Harder, wenn sie ein positives Ergebnis aufweise, schließlich ein erster wissenschaftlicher Durchbruch für Reiki sein.

Wissenschaftliches Vorgehen

Für die aktuelle Forschungsübersicht ging Harder wie folgt vor: Über die Recherche in verschiedenen für dieses Forschungsfeld bedeutsamen, wissenschaftlichen Datenbanken[5] fand er zum Suchbegriff „Reiki" insgesamt 89 wissenschaftliche Publikationen. Darunter ließen sich 16 Reiki-Studien und sieben für Reiki bedeutsame Reviews ausmachen. Weiterhin wurden zehn Artikel – darunter einige Abstracts –, die im Zusammenhang mit Reiki stehen, berücksichtigt sowie auch drei unpublizierte Studien, die Harder aus anderen Quellen bekannt waren.

---

5 Medline, PSYNDEX, PsycINFO und Web of Science (Datum: 14.12.2005).

Zur Beurteilung der Qualität sowie der Ergebnisse der insgesamt 19 Studien nahm Harder Qualitäts- und Ergebnis-Ratings[6] vor. Außerdem nahm er zur Beurteilung der sieben Reviews zur inhaltlichen Relevanz und den dargestellten Ergebnissen entsprechende Ratings vor. Hierzu entwickelte er ein vorläufiges Rating-System, um bei der Bewertung z. B. der Qualität einer Studie bedeutsame Bewertungskriterien wie „Kontrolle" (Handelt es sich um eine Studie mit Kontrollgruppe?), „Randomisierung" (Wurden die Versuchspersonen den Gruppen zufällig zugeordnet?), „Verblindung" (Wussten die Versuchspersonen nicht, welcher Gruppe sie angehörten?) und „Doppelverblindung" (Wussten neben den Versuchspersonen auch die Versuchsleiter nicht, welcher Gruppe die Versuchspersonen jeweils angehörten?) berücksichtigt zu wissen. Darüber hinaus fielen bei den entsprechenden Bewertungen ggf. schwer wiegende, inhaltliche Mängel bezüglich des Versuchsdesigns der Experimente negativ ins Gewicht.

Zusammenfassung der Forschungsergebnisse

Für Schlussfolgerungen bezüglich des aktuellen Forschungsstandes in Sachen Reiki zog Harder ausschließlich publizierte Studien heran, die auf Grundlage der von ihm vorgenommenen Ratings als qualitativ akzeptabel bezeichnet werden können. Damit schloss er alle Studien von der näheren Interpretation aus, die nicht publiziert, kontrolliert, randomisiert und verblindet sind. Es verblieben sieben qualitativ akzeptable Studien sowie ein für die Reikiforschung relevanter Review.[7]

Die Ergebnisse seiner Recherchen fasst Harder wie folgt zusammen: „Von den sieben qualitativ akzeptablen, publizierten Studien wurden sechs (86 Prozent) signifikant. Für den Review von Miles und True (2003) ergibt sich ein Schnitt von 71 Prozent. Dies sind beachtliche Prozentsätze, die die üblichen Quoten der Geistheilungsforschung in der Tendenz sogar noch leicht übertreffen. Zu beachten ist allerdings, dass

---

6   Rating, engl. für: Beurteilung, Einschätzung.
7   Dabei handelt es sich um die folgenden sieben Studien: Wirth, Brenlan, Levine & Rodriguez (1993), Wirth & Cram (1994), Wirth, Chang, Eidelman & Paxton (1996), Dressen & Singg (1998), Shiflett, Nayak, Bid, Miles & Agostinelli (2002), Mackay, Hansen & McFarlane (2004), Shore (2004) / sowie um den Review Miles & True (2003).

die angegebenen Prozentwerte auf sehr geringen Studienzahlen basieren. Darüber hinaus weist der Umstand, dass die drei bekannt gewordenen unpublizierten Studien allesamt negative Ergebnisse erzielten, auf einen Publikationsbias hin, das heißt auf eine Tendenz der Forscher, Studien mit positiven Ergebnissen zu publizieren, Studien mit negativen Ergebnissen hingegen nicht, wodurch die Ergebnisse von Forschungsübersichten und Meta-Analysen systematisch ins Positive verzerrt werden. Nichtsdestotrotz werden, auch wenn wir die drei unpublizierten Studien in die Berechnungen mit einbeziehen, immer noch 58 Prozent aller Studien signifikant (das sind elf von 19), was mehr als das Zehnfache dessen ist, was per Zufall zu erwarten gewesen wäre.

Positive Resultate

Für den gegenüber der Geistheilungsforschung häufig vorgebrachten Einwand, dass die positiven Ergebnisse der Studien auf methodische Fehler zurückzuführen seien und sich bei strengerer Kontrolle verflüchtigen würden, ergeben sich kaum Hinweise. Betrachtet man alle 16 ausfindig gemachten publizierten Reiki-Studien, so weisen 69 Prozent von ihnen signifikant positive Resultate auf, gegenüber 86 Prozent unter den sieben qualitativ akzeptablen und 67 Prozent unter den drei besten Studien. Hier ergibt sich in der Tendenz eher ein positiver als ein negativer Zusammenhang zwischen Studienqualität und Ergebnissen.

Von besonderem Interesse sind auch die ausfindig gemachten Fernreiki-Studien, da bei diesen, sofern sie hinreichend gut kontrolliert sind, stets die Frage mit auf dem Prüfstand steht, ob bei Reiki tatsächlich paranormale Kräfte wie eine allumfassende Lebensenergie am Wirken sind, oder ob wir es eher mit konventionell erklärbaren Mechanismen wie sozialer Zuwendung, Körperkontakt oder Placebo-Effekten zu tun haben. Von den sechs ausfindig gemachten publizierten Fernreiki-Studien weisen fünf (83 Prozent) signifikante Ergebnisse auf. Betrachtet man nur die vier qualitativ akzeptablen bzw. die zwei besten Fernreiki-Studien, so sind es in beiden Fällen sogar 100 Prozent. Die Fernreiki-Studien stehen damit hinter den Reiki I-Studien nicht zurück, sondern weisen vergleichbare, wenn nicht sogar bessere Ergebnisse auf.

Zusammenfassend lässt sich sagen, dass der bisherige Forschungsstand ernst zu nehmende Hinweise auf eine Wirksamkeit von Reiki sowohl in der Direkt- wie auch in der Fernbehandlung liefert. Insgesamt ließen sich sieben qualitativ akzeptable Studien ausfindig machen, von denen sechs (86 Prozent) signifikante Ergebnisse aufweisen. Hierbei scheint einerseits ein positiver Zusammenhang zwischen der Studienqualität und den Ergebnissen zu bestehen (was die Ergebnisse stützt), andererseits aber auch zwischen positiven Ergebnissen und der Publikationswahrscheinlichkeit (was die Ergebnisse wieder relativiert). Das größte Manko der Reiki-Forschung zum heutigen Zeitpunkt dürfte weniger darin bestehen, dass es nicht möglich ist Effekte nachzuweisen, sondern vielmehr darin, dass es bislang nur sehr wenige qualitativ akzeptable Studien gibt, in denen dies auch tatsächlich versucht wurde."[8]

Wissenschaftliche Quellen im Einzelnen

Vorbemerkung: Wissenschaftliche Studien liefern meist eine ganze Reihe von Ergebnissen, die sich oftmals auf unterschiedliche Fragestellungen beziehen. In der vorliegenden Forschungsübersicht geht es um die grundsätzliche Frage, ob Reiki sich in kontrollierten Studien überhaupt als wirksam erweist. Um zu dieser Fragestellung für jede Studie eine zusammenfassende Aussage machen zu können, wurde von Harder, sofern dies notwendig war, jeweils eine rechnerische Anpassung des Signifikanzniveaus vorgenommen.[9] Diese hat zur Folge, dass pro Studie nicht mehr ganz so viele Einzelergebnisse signifikant werden, dafür aber schon ein einziges signifikantes Einzelergebnis genügt, um sagen zu können, dass die Studie insgesamt für eine Wirksamkeit von Reiki spricht. Wenn im Folgenden von Ergebnissen vor bzw. Ergebnissen nach Anpassung des Signifikanzniveaus die Rede ist, so können die Ergebnisse der Studie also immer dann als positiv betrachtet werden, wenn auch nach Anpassung des Signifikanzniveaus wenigstens eine Messgröße signifikant bleibt.

Im Folgenden nun die Ergebnisse aller 36 von Harder näher untersuchten wissenschaftlichen Quellen im Einzelnen:

---

8 Moritz Harder, persönliche Korrespondenz 2006.
9 Zur Anpassung des Signifikanzniveaus wurde von Harder die relativ konservative Korrekturformel nach Bonferroni verwendet, bei der das anzulegende Signifikanzniveau durch die Anzahl der in Hinblick auf die Fragestellung relevanten Signifikanzberechnungen dividiert wird.

Studien zur Direktbehandlung mit Reiki

Wetzel (1989): Untersucht wurde der Einfluss von Reiki I-Einweihungen und -Ausbildung auf zwei Blutwerte der Teilnehmer von Reiki I-Kursen. Die 48 Teilnehmer zeigten nach der Ausbildung signifikante Messwerterhöhungen. Die Blutwerte von zehn Teilnehmern einer Kontrollgruppe, die nicht an der Ausbildung teilnahmen und auch keiner sonstigen Intervention unterzogen wurden, zeigten dagegen keine Veränderungen.

Brewitt, Vittetoe und Hartwell (1997): Untersucht wurden fünf klinische Patienten, die im Laufe von neun Wochen jeweils elf Reiki-Behandlungen erhielten. Erfasst wurden der Hautwiderstand sowie die Geschwindigkeit der Hautreaktion an über 40 Punkten vor der ersten, nach der dritten und nach der neunten Behandlung. Aufgrund der knappen Informationen in dem Abstract, das allein zur Information über die entsprechende Studie zur Verfügung stand, sind die Ergebnisse nicht eindeutig interpretierbar.

Olson und Hanson (1997): Untersucht wurde die Schmerz lindernde Wirkung von Reiki als ergänzende Maßnahme in der Schmerztherapie mit Opiaten[10]. Olson und Hanson stellten bei einer Stichprobe von 20 Patienten, die aus verschiedenen Gründen unter chronischen Schmerzen litten, hochsignifikante Verringerungen des subjektiven Schmerzempfindens fest. Gemessen wurde unmittelbar vor und unmittelbar nach einer einzelnen, 75-minütigen Reiki-Behandlung. Die Reiki-Behandlungen wurden als Direkt-Behandlungen von einer Behandlerin gegeben, die über den 2. Reiki-Grad verfügte, in reikitypischer Atmosphäre.

Kritik: Das Fehlen einer Kontrollgruppe in einem Experiment mit Entspannung, Körperarbeit und Musik, die allesamt schon für sich potenziell schmerzlindernd sind, lassen kaum Schlüsse auf die differenzielle Wirksamkeit der Reiki-Behandlungen zu. Auf eine Erhebung längerfristiger Behandlungseffekte wurde ebenfalls verzichtet.

Dressen und Singg (1998) teilten 120 chronische Schmerzpatienten mit unterschiedlicher Krankheitsgeschichte randomisiert auf die vier folgenden Gruppen auf: „Reiki", „Progressive Muskelentspannung",

---

10 Opiate: Schmerzmittel

„keine Behandlung" (die Versuchspersonen lasen in Dressens Büro) und „Placebo-Reiki" (die Behandler legten die Hände auf, ohne jemals eine Reiki-Einweihung bekommen zu haben). Sämtliche Interventionen hatten einen Umfang von zehn Terminen à 30 Minuten. Von den zwölf Messgrößen, zum einen aus dem Bereich Schmerz, zum anderen psychologische Variablen wie Angst und Depression, wiesen zehn signifikante Ergebnisse vor. Die Reiki-Behandlungen waren den drei Kontrollbedingungen auch nach Anpassung des Signifikanzniveaus in sechs von zwölf Fällen signifikant überlegen. Die drei Kontrollgruppen untereinander wiesen hingegen keinerlei signifikante Unterschiede auf.

Wardell und Engebretson (2001) untersuchten an 23 gesunden Versuchspersonen die Effekte einer 30-minütigen Reiki-Behandlung auf neun physiologische und biochemische Entspannungs- bzw. Stressreduktionsparameter sowie auf das aktuelle Angstniveau. Drei der zehn Messgrößen wiesen signifikante Veränderungen auf; nach Anpassung des Signifikanzniveaus immerhin noch einer. Angesichts einer fehlenden Kontrollgruppe bei der Untersuchung von Entspannungsparametern an während einer Dauer von 30 Minuten in Ruhe liegenden Versuchspersonen sind die Resultate jedoch wenig aussagekräftig.

Shiflett, Nayak, Bid, Miles und Agnostelli (2002) untersuchten in einer randomisierten, placebokontrollierten Doppelblindstudie 50 Schlaganfallpatienten unter den vier Bedingungen „Reiki-Behandlung durch einen Reiki-Meister", „Reiki-Behandlung durch einen Reiki-Schüler 1. Grad", „Placebo-Behandlung" und „keine Behandlung". Die drei Behandlungsgruppen, die aus jeweils zehn Teilnehmern bestanden, erhielten innerhalb von zweieinhalb Wochen je zehn Behandlungen à 30 Minuten. Gemessen wurden die Auswirkungen der Behandlungen u. a. anhand eines Rehabilitations-Standardinventars und einer Depressionsskala. Dabei wurden die Ergebnisse nicht signifikant.

Wie der Publikation zu entnehmen ist, nahmen die „Placebo-Behandler" gemeinsam mit den „Reiki-Schülern 1. Grad" vor Beginn der Behandlungsserien an einem Reiki 1. Grad-Kurs teil. Dabei erhielt unter Blindbedingungen lediglich eine Hälfte der Teilnehmer die entsprechenden Reiki-Einweihungen, die andere Hälfte nicht. Durch die Blindbedingungen, denen die Kursteilnehmer im Vorfeld zugestimmt hatten, wussten sie für die Dauer dieser Studie nicht, ob sie Reiki-Einweihungen erhalten hatten oder nicht. Damit wussten sie auch im weiteren Verlauf des Experimentes, während sie die Versuchspersonen behandelten, nicht, ob sie „echte Reiki-Behandlungen" oder „Placebo-Reiki-Behandlungen" gaben. Aus forschungsmethodischer Sicht wird mit diesem Vorgehen eines der größten Probleme bei der Untersuchung von Direktbehandlungen mit Reiki gelöst. Durch den direkten Kontakt zwischen Behandler und Versuchsperson ist es relativ schwer, selbst einfache Blindbedingungen herzustellen, da die Versuchspersonen ein feines Gespür dafür entwickeln können, ob eine Behandlung authentisch ist oder nicht. Die grundsätzlich aus forschungsmethodischer Sicht anzustrebenden Doppelblindbedingungen (das bedeutet in diesem Falle: Direktbehandlungen, bei denen auch der Behandler nicht weiß, ob er gerade Reiki gibt oder nicht) stellen hingegen eine besondere experimentiertechnische Herausforderung dar, die erst mit dem hier vorgestellten Versuchsdesign bewältigt werden konnte. In den Experimenten zeigte sich denn auch, dass die Behandler nicht in der Lage waren herauszufinden, ob sie zur echten Reiki- oder zur Placebo-Reiki-Gruppe gehörten.

Kritik: Auch wenn die Kursteilnehmer den Blindbedingungen im Vorfeld zugestimmt hatten und diejenigen, die keine Einweihungen erhalten hatten, nach Beendigung des Versuches ebenfalls in Reiki eingeweiht wurden, wird hier doch in einer Weise mit dem Vorgang der Einweihung umgegangen, die uns – den Autoren dieses Buches – nicht angemessen erscheint. Wir verstehen den Vorgang der Einweihung in die universelle Lebensenergie Reiki als einen Vorgang, der seitens des einweihenden Meisters auf Basis einer reinen, aufrichtigen Motivation stehen muss, hinsichtlich des einzigen Zieles einer solchen Einweihung, den Kursteilnehmer in eine tiefe Verbindung mit der universellen Lebensenergie zu bringen. Ebenso sollte seitens des Kursteilnehmers eine reine, aufrichtige Motivation vorhanden sein, diese tiefe Verbindung mit der universellen Lebensenergie empfangen zu wollen. In diesem Zusammenhang Bedingungen herzustellen, die dazu führen, dass die Kursteilnehmer bei während des Kurses stattfindenden Einweihungsritualen nicht wissen, ob sie nun eingeweiht werden oder nicht, führt aus unserer Sicht dazu, dass diese Basis grundsätzlich nicht mehr gegeben ist. Hieran ändert sich auch nichts, wenn jene Kursteilnehmer, die zunächst keine Einweihungen erhalten haben, nach Beendigung des Versuchs ebenfalls in Reiki eingeweiht werden.

Olson, Hanson & Michaud (2003) untersuchten insgesamt 24 Patienten, die aufgrund fortgeschrittener Krebserkrankungen unter Schmerzen litten. Die Patienten wurden randomisiert einer Experimentalgruppe (Standard-Opiatbehandlung + zwei Mal 1,5 Stunden Reiki) und einer Kontrollgruppe (Standard-Opiatbehandlung + zwei Mal 1,5 Stunden Liegen in Ruhe) zugeteilt. Als Messgrößen wurden Schmerzintensität, systolischer und diastolischer Blutdruck, Puls und Atemfrequenz direkt vor und direkt nach den beiden Behandlungen erfasst (an Tag 1 und Tag 4), sowie Lebensqualität (psychisch, sozial und physisch), Schmerzintensität und Schmerzmittelverbrauch im Vergleich von Tag 1 zu Tag 7. Von diesen insgesamt 15 Messgrößen wurden in 15 Einzeltests fünf signifikant. Nach Anpassung des Signifikanzniveaus waren es noch zwei, nämlich das Schmerzempfinden nach der zweiten Behandlung sowie das psychische Befinden nach sieben Tagen.

Mackay, Hansen und McFarlane (2004) untersuchten in einer einfach-blinden Studie an 45 gesunden Versuchspersonen die Auswirkungen einer halbstündigen Reiki-Behandlung auf sieben Parameter des autonomen Nervensystems (u. a. Puls, Blutdruck und Atemfrequenz). Die Versuchspersonen wurden per Zufall auf drei Gruppen aufgeteilt: Eine Reiki-Gruppe (Reiki-Behandlung durch eine erfahrene Behandlerin ohne direkte Berührung / kein Fernreiki!), eine Placebo-Kontrollgruppe (die Reiki-Behandlungen wurden von einer nicht in Reiki eingeweihten Frau imitiert) und eine unbehandelte Kontrollgruppe (die Versuchspersonen lagen 30 Minuten in Ruhe). Sämtliche Experimente wurden in einem ruhigen Raum einer Tagesklinik durchgeführt. Eine Besonderheit der Studie stellt die Messung autonomer Parameter während einer laufenden Behandlung dar. Die Ergebnisse: Im Vergleich der Grundwerte mit den Mittelwerten während der Interventionen wurden für die Reiki-Gruppe sechs, für die Placebo-Kontrollgruppe vier und für die unbehandelte Kontrollgruppe keiner der sieben Parameter signifikant. Das Hauptergebnis dieser Studie besteht jedoch in der Differenz zwischen der Placebo-Kontrollgruppe und der Reiki-Gruppe im Endergebnis. Dieses wurde für zwei der sieben untersuchten Parameter (Puls und diastolischer Blutdruck) signifikant. Nach Anpassung des Signifikanzniveaus blieb noch das Pulsergebnis signifikant.

Barnett (2005) geht in ihrer Doktorarbeit der Frage nach, welche Auswirkungen es auf das eigene Stress-Erleben und Wohlbefinden hat, Reiki zu geben. Hierzu wurden 48 unter allgemeinem Stress stehende Eltern randomisiert zwei Gruppen zugeteilt: Die Einen bekamen die Einweihungen in den 1. Reiki-Grad, die Anderen erhielten „Scheineinweihungen". (Zitat: „Participants were randomly assigned to receive the Reiki Level One attunements or mock (limited) Reiki attunements prior to participation in a Reiki class.") Sämtliche Versuchspersonen behandelten in den folgenden sechs Wochen sowohl sich selbst als auch ihre Kinder mit Reiki bzw. „Scheinreiki" und führten über die Behandlungen Buch. Das Stress-Erleben sowie das Wohlbefinden im weiteren Sinne wurde direkt vor, sowie drei und sechs Wochen nach den Einweihungen bzw. „Scheineinweihungen" in insgesamt sieben Bereichen über Fragebögen erfasst. In fünf der sieben Bereiche ergaben sich signifikant positive Effekte sowohl für die Experimentalgruppe wie auch für die Kontrollgruppe. Zwischen Experimentalgruppe und Kontrollgruppe wurden keine Unterschiede signifikant.

Kritik: Wie bereits zu der Studie von Shiflett, Nayak, Bid, Miles und Agnostelli (2002) angemerkt, halten wir – die Autoren dieses Buches – jeglichen Umgang mit dem Vorgang der Einweihung in die universelle Lebensenergie Reiki, der, wenn auch nur peripher, einem anderen Zweck als dem der reinen Verbindung mit der universellen Lebensenergie dient, für unangemessen. Darüber hinaus weisen wir auf die Gefahr störender Energiefelder hin, zu denen es aus unserer Sicht im Zusammenhang mit so genannten „Scheineinweihungen" kommen kann, aufgrund der dabei seitens des einweihenden Meisters unweigerlich sich manifestierenden, unreinen Motivation (durch das Ziel, den Kursteilnehmer bezüglich des Einweihungsvorgangs zu täuschen).

Potter (2005): Untersucht wurde die stresslindernde Wirkung von Reiki auf Frauen, die sich einer Brust-Biopsie[11] unterzogen und dabei, aufgrund der im Raume stehenden Möglichkeit einer Krebsdiagnose, emotionalem Stress ausgesetzt waren. Hierzu wurden 32 Frauen randomisiert auf eine Reiki-Behandlungsgruppe (17 Versuchspersonen) und eine unbehandelte Kontrollgruppe (15 Versuchspersonen) aufgeteilt. Die

---

11 Brust-Biopsie: Gewebeentnahme an der Brust zu Zwecken der Untersuchung z. B. auf Krebs.

Kontrollgruppe erhielt normale Pflege, die Reiki-Behandlungsgruppe erhielt zusätzlich in der Woche vor und in der Woche nach der Biopsie eine standardisierte Reiki-Behandlung. Die Effekte wurden über Fragebögen erfasst und auf Signifikanz geprüft. Hierbei stellte sich heraus, dass die Stresswerte am Studienende sich auch bei der Kontrollgruppe nicht von den ursprünglichen Werten unterschieden – die Patienten reagierten also überraschenderweise gar nicht mit über die verwendeten Fragebögen erfassbarem, emotionalem Stress auf die Biopsie. Dementsprechend ließen sich auch für die Reiki-Behandlungen keine stresslindernden Effekte nachweisen.

Studien zur Fernbehandlung mit Reiki

Schlitz und Braud (1985) untersuchten in einer kontrollierten, randomisierten Doppelblindstudie, ob sich über eine Entfernung von 20 Metern bei den Versuchspersonen ein Unterschied des Hautwiderstandes zwischen den alle 30 Sekunden alternierenden Reiki-Sendeperioden und Kontrollperioden ohne Behandlung feststellen lässt. Insgesamt wurden von drei Sender-Empfänger-Paaren jeweils fünf Versuche à 10 Sende- und Kontrollperioden, insgesamt also 150 Sende- und 150 Kontrollperioden, durchgeführt. Die Ergebnisse wurden nicht signifikant.

Kritik: Durch die extrem kurze Dauer der Sendezeiträume, die der Praxis der Fernbehandlung mit Reiki in keiner Weise gerecht wird, ist die Untersuchung sehr stark beeinträchtigt. Zu der kurzen Dauer der Sendezeiträume kam es durch den Umstand, dass Reiki im Rahmen einer umfassenderen Serie parapsychologischer Experimente mehr oder weniger nebenbei mit untersucht wurde, ohne dass dafür das Versuchsdesign an die spezifischen Erfordernisse von Reiki-Behandlungen angepasst wurde. (Die Studie fand im Jahr 1985 statt, als das Usui-System des Reiki in der westlichen Welt noch in den Kinderschuhen steckte. So ist vielleicht auch zu erklären, warum Reiki-Praktizierende, von denen man eigentlich hätte erwarten können, dass sie die Wissenschaftler auf die Unsinnigkeit eines solchen Versuchsdesigns bezüglich Reiki aufmerksam machen, sich dennoch an der Studie beteiligten. In der Studie heißt es denn auch, die beteiligten Reiki-Praktizierenden „verstanden ihr Mitwirken mehr als ein Spiel denn als eine wirkliche Überprüfung ihrer Reiki-Fähigkeiten.")

Wirth, Brenlan, Levine und Rodriguez (1993): Gegenstand der kontrollierten, randomisierten Doppelblindstudie war die Schmerzintensität von 21 Patienten, denen in zwei getrennten Operationen die Weisheitszähne entfernt wurden, wobei jeweils nur nach einer der beiden Operationen aus einigen Meilen Entfernung fernbehandelt wurde (sechs Mal 15–20 Minuten Reiki und LeShan[12], stündlich alternierend). Messgrößen waren dabei zwei verschiedene Skalen des subjektiven Schmerzempfindens (Intensität und Entlastung). Zu beiden Messgrößen waren die Werte der Experimentalgruppe denen der Kontrollgruppe signifikant überlegen.

Wirth und Cram (1994) untersuchten mit dieser kontrollierten, randomisierten Doppelblindstudie acht autonome und zentralnervöse Parameter an 21 gesunden, ohne Rückenlehne aufrecht sitzenden Versuchspersonen. Dabei absolvierte jede Versuchsperson innerhalb eines Tages zwei fünf Stunden auseinander liegende Versuchsdurchgänge à 30 Minuten, von denen einer als Kontroll- und einer als Experimentaldurchgang mit 15–20 Minuten Reiki- und LeShan-Behandlung (gleichzeitig) diente. Ein interessantes Nebenergebnis der Studie ist, dass Effekte der Fernbehandlungen mit Beginn des Sendezeitraums auf die Minute genau messbar wurden und sich kontinuierlich steigerten, während vier bis fünf Stunden später nur noch rund 20 Prozent der Versuchspersonen veränderte Werte aufwiesen. Im Ergebnis kam es zu hochsignifikanten Unterschieden zwischen den Werten der Experimentalgruppe und denen der Kontrollgruppe.

Wirth, Chang, Eidelman und Paxton (1996) untersuchten in einer Pilotstudie (kontrolliert, randomisiert, doppelblind) an 14 gesunden Probanden sieben Blutwerte zu zwei Messzeitpunkten. Die Versuchsteilnehmer fungierten als ihre eigene Kontrollgruppe, indem jede Versuchsperson an zwei 24 Stunden auseinander liegenden, einstündigen Versuchsdurchgängen teilnahm, wobei jedoch nur in einem der Durchgänge fernbehandelt wurde. Es wurden pro Versuchsdurchgang drei Blutproben entnommen: Die erste zur Bestimmung der Ausgangswerte, die zweite nach 30 und die dritte nach 60 Minuten. Behandelt wurde zwei Mal 15 Minuten durch jeweils einen Reiki-, LeShan-, Therapeutic Touch- und Qi Gong-Behandler, wobei erstere aus etlichen Meilen

---

12 LeShan: Auf Dr. Lawrence LeShan zurückgehende Geist- bzw. Fernheilungsmethode.

Entfernung, letztere hinter einem Einwegspiegel behandelten. Leider kann hierbei die Möglichkeit, dass die Versuchspersonen auditive und visuelle Hinweisreize auf stattfindende Behandlungen bekommen, nicht vollständig ausgeschlossen werden. Für drei der 14 Messgrößen ergab sich ein signifikanter Unterschied zwischen Versuchs- und Kontrollbedingungen. Nach Anpassung des Signifikanzniveaus blieb eine der Messgrößen signifikant, nämlich der Blutzucker nach 60 Minuten.

Wiesendanger (1999) führte eine randomisierte, kontrollierte Studie mit 55 Geistheilern und 119 therapieresistenten Schwerkranken durch, in welcher etwa ein Viertel der Behandler mit Fernreiki arbeitete. Reiki kam, neben anderen Formen geistiger Heilung, in der so genannten „Anonymen Gruppe" (30 Versuchspersonen) zur Anwendung, in welcher kein Kontakt zwischen Patienten und Behandlern bestand, die Patienten jedoch wussten, dass sie behandelt werden. Daneben bestanden als weitere Experimentalgruppe eine „Kontaktgruppe" (20 Versuchspersonen) und eine „Amulettgruppe" (zehn Versuchspersonen), in denen nicht mit Reiki gearbeitet wurde, sowie eine „Wartekontrollgruppe" (59 Versuchspersonen). Als einzige Messgröße zur Hypothesenprüfung wurde das Gesamtergebnis eines von allen Versuchspersonen auszufüllenden Fragebogens zur subjektiven Lebensqualität (MOS SF 36) verwendet. Die Ergebnisse: Die Behandlungs-Gesamtgruppe (d. h. die Teilnehmer aller drei Experimentalgruppen) gab nach fünf Monaten eine hochsignifikante Verbesserung ihres Zustandes im Vergleich zur Kontrollgruppe an. Erwähnenswert ist weiterhin, dass die Behandlungsdauer pro Behandlung nur einen unwesentlichen (positiven) Einfluss auf den Behandlungserfolg hatte, ebenso wenig die Art der Heilweise (einzig die Radionik ragte hier positiv heraus); dass langjährige Erfahrung mit geistigem Heilen bessere Ergebnisse erbrachte und dass Einzelbehandler überraschenderweise besser abschnitten als mehrere Behandler pro Patient.

Shore (2004): Die Studie untersucht die langfristigen Effekte von Reiki auf depressive Verstimmungen und Stress, welche anhand von drei Fragebögen erfasst wurden. Hierzu wurden 45 Versuchspersonen randomisiert und doppelblind drei Gruppen zugeordnet: Einer Reiki I-Experimentalgruppe, einer Fernreiki-Experimentalgruppe und einer Fernreiki-Kontrollgruppe, die unbehandelt blieb. Die Teilnehmer der beiden Experimentalgruppen erhielten über sechs Wochen hinweg einmal wöchentlich eine ein- bis eineinhalbstündige Reiki-Behandlung. Die Teilnehmer der Kontrollgruppe lagen unter gleichen Umständen auf einer Liege, blieben jedoch unbehandelt. Hierzu ist anzumerken, dass der Experimentalgruppe und der Kontrollgruppe jeweils ein Raum fest zugeordnet war (um Übertragungseffekten durch eine mögliche energetische Aufladung der Räume und der Liegen vorzubeugen), wodurch fraglich erscheint, ob die Verblindung (ganz zu schweigen von den Doppelblindbedingungen) zuverlässig gewährleistet werden konnte. Die drei Fragebögen wurden den Versuchspersonen vor Beginn und nach Abschluss der Behandlungsserie vorgelegt, sowie in einer Nachuntersuchung nach einem Jahr. Die Ergebnisse: Für alle drei Messgrößen ergab sich durchgehend eine signifikante Überlegenheit beider Experimentalgruppen gegenüber der Kontrollgruppe, wobei die Ergebnisse bei der Nachuntersuchung sogar noch eine leichte Steigerung erfuhren. In der Kontrollgruppe hingegen verschlechterten sich die Werte trotz anzunehmender Placebo-Effekte.

Unveröffentlichte Studien zu Reiki

Thornton (1991): Die Studie wird von Benor anhand eines Abstracts knapp beschrieben.[13] Es handelt sich um eine unveröffentlichte Magisterarbeit, in der bei 42 Krankenschwesterschülerinnen Angst, „personal power" und Wohlbefinden erfasst wurden. 22 Schwesternschülerinnen wurden mit Reiki, 20 mit „Placebo-Reiki" behandelt. Ob es sich um Direkt-Behandlungen oder um Fern-Behandlungen handelte, war den Angaben Benors leider nicht zu entnehmen. Die Ergebnisse: Sowohl die Experimental- als auch die Kontrollgruppe wiesen signifikant niedrigere Angstwerte auf. Zwischen den Werten der Experimental- und denen der Kontrollgruppe bestand jedoch kein signifikanter Unterschied.

Bucholtz (1996): Auch bei dieser Studie handelt es sich um eine von Benor anhand eines Abstracts beschriebene, unpublizierte Magisterarbeit.[14] Bucholtz untersuchte in einer randomisierten, einfach verblindeten Studie die Auswirkungen von Reiki-Direktbehandlungen auf das

---

13 Daniel Benor, „Spiritual Healing. Scientific Validation of a Healing Revolution", Southfield, MI, 2001 (Vision Publications), S. 246.
14 s. o., S. 229.

Schmerzerleben bei sechs Patienten mit rheumatischer Arthritis. Die Versuchspersonen erhielten innerhalb einer Woche drei Reiki-Direkt-behandlungen oder drei „Placebo-Reiki-Behandlungen". Dabei wurde das Schmerzempfinden jeweils vor und nach den Behandlungen gemessen. Einen Monat später erhielten die Versuchspersonen nochmals drei Behandlungen, wobei sämtliche Versuchspersonen von der Experimentalgruppe zur Kontrollgruppe bzw. von der Kontrollgruppe zur Experimentalgruppe wechselten. Die Placebo-Behandlungen wurden von derselben Behandlerin vorgenommen, die auch die Reiki-Behandlungen durchführte, der Unterschied bestand darin, dass sie die Hände für die Placebo-Behandlungen *nur so* auflegte („casual touch"), ohne bewusst mit Reiki zu behandeln.

Kritik: In der Regel dürfte es einem Reiki-Praktizierenden, der die Hände bei einer anderen Person auflegt, kaum möglich sein, den Reiki-Fluss komplett willentlich zu unterbinden. Weiterhin merkt Benor an, dass es traurig sei, die Bemühungen der Beteiligten in einer Studie verschwendet zu sehen, bei der ein signifikantes Versuchsergebnis schon aufgrund der geringen Anzahl der Versuchsdurchgänge von vornherein höchst unwahrscheinlich sei. Obwohl sich eine positive Tendenz abzeichnete, wurden die Ergebnisse nicht signifikant.

Harder (2003) ging in seiner Diplomarbeit der Frage nach, ob es möglich sei, den Zeitpunkt von Fernreikisendungen anhand subjektiver Wahrnehmungen richtig einzuschätzen. Hierzu wurden 20 gesunde Versuchspersonen im Rahmen einer kontrollierten, randomisierten Doppelblindstudie gebeten einzuschätzen, in welchem von drei 15-minütigen Zeiträumen ihnen Fernreiki geschickt wurde (es wurde jeweils nur einmal gesendet). In der Studie wurde besonderes Augenmerk darauf verwendet, jeden denkbaren konventionellen Informationsvermittlungsweg auszuschließen. Ergebnisse: Bei einer statistischen Trefferwahrscheinlichkeit von einem Drittel wurden in 100 Versuchsdurchgängen 33 Treffer erzielt, was exakt der per Zufall zu erwartenden Trefferzahl entspricht. Die im Theorieteil der Diplomarbeit enthaltene Forschungsübersicht stellt die Grundlage dieses Buchkapitels dar. Eine Publikation ist geplant.

Reviews im Zusammenhang mit Reiki

Wirth und Cram (1997): Der Review behandelt drei kontrollierte, randomisierte Doppelblindstudien zum Thema EMG[15] und Komplementärtherapien (Therapeutic Touch, Qi Gong, Reiki und LeShan) sowohl in der Direkt- als auch in der Fernbehandlung. Reiki kommt nur in einer der drei Studien zur Anwendung (Wirth & Cram, 1994). Eine der Studien weist inhaltlich uneindeutige Ergebnisse auf, die anderen beiden werden im Sinne der Hypothesen signifikant.

Astin, Harkness und Ernst (2000) fassen in ihrem Review kontrollierter, randomisierter und verblindeter Fernheilungsstudien die Ergebnisse der 23 qualitativ hochwertigsten von ursprünglich über 100 ausfindig gemachten Fernbehandlungsstudien zusammen. Einschlusskriterien waren Randomisierung, adäquate Kontrolle, Publikation und klinische Fragestellung beim Menschen. Mit 13 von 23 Studien weisen 57 Prozent der Untersuchungen signifikant positive Resultate auf. Leider ist in dem ganzen Review nur eine einzige Fernreikistudie enthalten (Wirth, Brenlan, Levine & Rodriguez, 1993). Abschließend wird festgestellt, dass es aufgrund methodischer Mängel vieler Studien schwierig sei, definitive Schlussfolgerungen über die Effizienz von Fernheilungen zu ziehen. Doch angesichts der Tatsache, dass 57 Prozent der Studien positive Effekte aufweisen, verdiene das Thema eingehendere Untersuchung. Ergänzend sei angemerkt, dass nach der Veröffentlichung des Reviews Zweifel an der Seriosität einer der signifikanten Studien aufkamen (vgl. Ernst, 2003). Lässt man diese Studie beiseite, so weisen nur noch 55 Prozent der Untersuchungen (12 von 22) positive Resultate auf.

Petry (2000) befasst sich in ihrem beschreibenden Übersichtsartikel mit den praktischen Anwendungsmöglichkeiten komplementärmedizinischer Ansätze in der Chirurgie. Hierbei gibt sie zunächst einen Überblick über verschiedene Wirkaspekte dieser Maßnahmen (Fokus: Entspannung, Coping[16] und Angstreduktion), um dann ein breites Spektrum von Ansätzen kurz zu beschreiben, wobei Studien eine eher randständige Rolle spielen. Dem Thema Reiki werden lediglich ein paar

---

15 EMG: Elektromyogramm (Ableitung elektrischer Muskelpotenziale).
16 Der englische Ausdruck „Coping" bezeichnet hier die Art und Weise, wie Patienten ihre Krankheiten bewältigen.

Zeilen gewidmet; die einzige erwähnte Reiki-Studie ist die von Olson und Hanson (1997).

Benor (2001 & 2002) fasst in der weltweit umfassendsten Übersicht zum Bereich geistige Heilung insgesamt 191 kontrollierte Studien zusammen, von denen 124 (65 Prozent) signifikant positive Ergebnisse aufweisen. Betrachtet man nur die von Benor qualitativ als „exzellent" eingestuften Studien (der obersten Kategorie einer 5-stufigen Skala mit den Kriterien: kontrolliert, randomisiert, verblindet und adäquat berichtet), so verbleiben 50 Berichte, 37 davon (74 Prozent) mit signifikanten Ergebnissen. Leider spielen die sechs aufgeführten Reiki-Studien unter dieser Summe nur eine geringe Rolle. Alle sieben von Benor zitierten reikibezogenen Quellen haben Eingang in die vorliegende Übersicht gefunden.

Ebneter, Binder und Saller (2001) stellen in ihrer deutschsprachigen Übersichtsarbeit insgesamt 16 Fernheilungsstudien (darunter drei Reikistudien, alle von Wirth et al.) und sechs Reviews vor. Von den in der Übersicht näher betrachteten zwölf randomisierten, klinischen Doppelblindstudien weisen sechs (50 Prozent) einen signifikanten Effekt auf. Betrachtet man nur die sieben Studien mit Maximal-Score auf der Jadad-Skala[17], dann sprechen fünf (71 Prozent) für einen signifikanten Effekt der Fernbehandlungen. Die in der Übersicht enthaltenen drei Reiki-Studien werden zu 100 Prozent signifikant. Die Autoren kommen zu dem Schluss, dass ein abschließendes Urteil bezüglich Wirksamkeit oder Wirkungslosigkeit der Fernheilung anhand der bisherigen Datenlage zum jetzigen Zeitpunkt noch nicht möglich sei.

Miles und True (2003): Hierbei handelt es sich um den einzigen Harder bekannt gewordenen Review, der sich ausschließlich mit Reiki befasst. Die Autorinnen erläutern auf elf Seiten, woher Reiki kommt und was Reiki ist, gehen auf eine Reihe von Klinikprogrammen ein und geben schließlich eine Übersicht über sieben experimentelle Studien (fünf Reiki I- und zwei Reiki II-Studien), in denen die Wirksamkeit von Reiki überprüft wird. Sämtliche von Miles und True behandelten Studien haben Eingang in die vorliegende Übersicht gefunden, ebenso wie zwei

---

17 Jadad-Skala: Fünf-Punkte-Skala zur Einschätzung der Qualität von Publikationen klinischer Studien, Jadad et al., 1996.

Reviews und vier sonstige wissenschaftliche Publikationen, die hier genannt werden. Fünf der von den Autorinnen vorgestellten Studien (71 Prozent) weisen signifikant positive Ergebnisse auf.

Ernst (2003) erstellte ein weniger formales „Update" des Reviews, den er im Jahr 2000 gemeinsam mit zwei Kollegen vorgestellt hatte (siehe: Astin, Harkness und Ernst, 2000). In dem „Update" trägt er die empirische Evidenz[18] der Jahre 2000–2002 zusammen. Er fand insgesamt acht nicht randomisierte und neun randomisierte klinische Studien. Von den randomisierten Studien (darunter auch die Reiki-Studie von Wardell und Engebretson, 2001) wiesen drei, also nur noch 33 Prozent, signifikante Ergebnisse auf. Eine dieser drei signifikanten Studien bezog Ernst nicht in die nähere Betrachtung ein, da die Seriosität der Publikation ihm fragwürdig erschien, so dass nur noch 25 Prozent signifikante Studien verblieben.

Sonstige wissenschaftliche Publikationen zu Reiki

Wirth & Barrett (1994): Die Publikation beschreibt eine randomisierte Doppelblindstudie, in der in einem komplizierten Versuchsdesign mit verschiedenen Kombinationen von Therapeutic Touch, LeShan, Gebeten, Imaginationen, Entspannungsübungen und Biofeedback gearbeitet wurde, um am Menschen den Heilprozess kleiner experimenteller Hautverletzungen am Arm zu beschleunigen. Die 15 Versuchspersonen wurden in eine Experimentalgruppe und eine Kontrollgruppe aufgeteilt. Nach zehn Tagen wechselten sämtliche Versuchspersonen unter Verwendung der anderen Schulter von der Experimentalgruppe in die Kontrollgruppe, wobei die Behandlungsmodalitäten leicht verändert wurden. Reiki taucht in dieser Studie nur insofern auf, dass die Therapeutic Touch-Behandler (nicht die Patienten) mit Reiki behandelt wurden. Das Ergebnis fiel hochsignifikant für die Kontrollgruppe(n) aus. Dies bedeutet also, dass die Hautverletzungen bei den behandelten Personen schlechter abheilten als bei den unbehandelten. Inhaltlich

---

18 Der Begriff „Evidenz" bezeichnet in diesem Zusammenhang Informationen aus klinischen Studien, die einen Sachverhalt erhärten oder widerlegen. Der Begriff „empirisch" bezieht sich darauf, dass diese Informationen wissenschaftlich experimentell erbracht worden sind.

lassen die Ergebnisse den Verdacht aufkommen, dass möglicherweise auch im Bereich geistige Heilung die Devise gelten könnte: „Viele Köche verderben den Brei".

Wirth, Richardson & Eidelman (1996) geben einen Überblick über fünf eigene Untersuchungen zum Heilungsverlauf künstlicher Hautverletzungen am Menschen, deren Abheilung mit Therapeutic Touch, Reiki, LeShan und Gebeten zu beschleunigen versucht wurde. Die Resultate der Studien sind widersprüchlich, und da der Review an Reiki-Studien lediglich die soeben besprochene Studie von Wirth und Barrett (1994) behandelt, in der Reiki wiederum nur verwendet wurde, um die Behandler (nicht die Versuchspersonen) energetisch aufzubauen, soll die Publikation hier nur am Rande erwähnt werden.

Bacon (1997): Es handelt sich hier um ein von Benor beschriebenes Abstract einer Magisterarbeit.[19] So ist zu lesen, dass eine Zufallsstichprobe von 160 mit alternativen Behandlungsansätzen arbeitenden Krankenschwestern die relativ größte Vertrautheit mit Therapeutic Touch und die niedrigste mit Reiki aufwies, und dass Akupunktur von den Schwestern als die hilfreichste, Reiki hingegen als die am wenigsten hilfreiche alternative Behandlungsform angesehen wurde. Aus Benors sehr knappen Angaben geht leider nicht eindeutig hervor, ob die Arbeit die klinische Wirksamkeit von Reiki experimentell überprüft, oder ob Reiki nur per Umfrage untersucht wird. Da die Quelle nicht eindeutig als Reiki-Studie identifiziert werden kann, wird sie hier bei den sonstigen wissenschaftlichen Publikationen aufgeführt.

Alandydy & Alandydy (1999) berichten, dass im Regionalkrankenhaus von Portsmouth (USA, Columbia) vor und nach Operationen 15-minütige Reiki-Behandlungen angeboten werden, dass 1998 über 872 Patienten von diesem Angebot Gebrauch machten und dass hierdurch der Schmerzmittelbedarf nach Operationen gesenkt werden konnte.

Mansour, Beuche & Laiing (1999) überprüften, ob es möglich sei, Reiki in der Direkt-Behandlung zu imitieren, um bei einer in Planung befindlichen Studie mit Placebo-Kontrollen arbeiten zu können. In vier Versuchsdurchgängen wurden jeweils vier Versuchspersonen (zwölf

---

19 Daniel Benor, „Spiritual Healing. Scientific Validation of a Healing Revolution", Southfield, MI, 2001 (Vision Publications), S. 280.

Pflegeschüler und vier Brustkrebspatientinnen) verschiedenen Behandlungskombinationen von Reiki und „Placebo-Reiki" unterzogen, wobei jede Versuchsperson zwei Behandlungen à 15 Minuten erhielt (entweder Reiki+Reiki, Reiki+Placebo, Placebo+Reiki oder Placebo+Placebo). Im vierten Versuchsdurchgang schauten außerdem vier Beobachter bei den Behandlungen zu, so dass insgesamt 20 Versuchspersonen beteiligt waren. Die Ergebnisse wurden über Fragebögen erfasst, jedoch keiner weiteren Signifikanzberechnung unterzogen. Die Autoren bezeichnen die Ergebnisse der Studie als „erfolgreich", da es den Versuchspersonen im vierten Versuchsdurchgang nicht mehr gelungen sei, zwischen echten und Placebo-Behandlern zu unterscheiden (eine richtige und sieben falsche Einschätzungen sowie acht Mal unentschieden).

Kritik: Es ist nicht auszuschließen, dass die Placebo-Behandler so lange nachtrainiert wurden (was auch geschah), bis sie authentischer wirkten als die echten Behandler.

Olson, Michaud & Hanson (2000): Es handelt sich um ein sehr kurzes Abstract der bereits beschriebenen Studie von Olson, Hanson & Michaud (2003).

Shore (2002): Kurzes Abstract der bereits beschriebenen Studie von Shore (2004).

Kumar A & Kurup (2003): In der Untersuchung wird explizit kein Reiki, sondern eine reikiartige Behandlungspraktik verwendet, bei der der Behandler zunächst sich selber durch Meditation auflädt, um die Energie anschließend abzugeben. Wenn die Studie hier dennoch vorgestellt wird, so geschieht dies deshalb, weil sie in den wissenschaftlichen Datenbanken wiederholt unter dem Suchbegriff „Reiki" auftauchte, weil sie die Wirksamkeit von Reiki bei Epilepsie nahe legt und weil sie zudem ein sehr interessantes Wirkmodell vorstellt, das elektromagnetische, quantenmechanische, chaostheoretische und physiologische Elemente miteinander verknüpft. In einer Epilepsie-Klinik in Indien wurden 15 Patienten mit chronischer Epilepsie zufällig ausgewählt und drei Mal wöchentlich der oben beschriebenen Behandlung unterzogen. Außerdem praktizierten sie täglich eine Stunde Transzendentale Meditation. Eine nach Geschlecht und Alter zugeordnete Zufallsstichprobe gesunder Personen diente bei gleicher Diät als präexperimentelle Kontrollgruppe zur Erfassung der Grundraten von insgesamt zehn endokrinologischen, enzymatischen und mineralischen Parametern. Eine Kontrollgruppe von Epileptikern, die nur das Standardprogramm der Klinik – ohne energetische Behandlung – durchlaufen hätten, gab es leider nicht. Die Ergebnisse: Nach drei Monaten wiesen die Patienten eine hochsignifikante Normalisierung sämtlicher zehn Parameter sowie eine hochsignifikante Reduktion der Anfallshäufigkeit auf. Obwohl die Autoren keine genauen Signifikanzwerte angeben, scheint es wahrscheinlich, dass auch nach Anpassung des Signifikanzniveaus zumindest einige der elf hochsignifikanten Parameter signifikant bleiben.

Miles (2003) liefert einen kurzen Forschungsbericht über eine Untersuchung, an der 30 ambulante HIV/AIDS-Patienten teilnahmen. Die Patienten erhielten im Rahmen eines Klinikprogramms über vier Tage hinweg die Einweihungen in den 1. Reiki-Grad sowie die dazugehörige Ausbildung. Am 3. bzw. 4. Tag des Seminars sollten die Patienten anhand des STAI und der VAS[20] rückblickend ihr Angst- und Schmerzempfinden vor und nach den jeweils etwa 20-minütigen Reiki-Behandlungen einschätzen. Die STAI-Werte sanken hierbei von durchschnittlich 32,6 auf 22,8, die VAS-Werte von 2,73 auf 1,83. Da keine Signifikanzberechnungen vorgenommen wurden, wird die Untersuchung unter „Sonstige wissenschaftliche Publikationen" statt bei den Studien aufgeführt.

Schmehr (2003): Es handelt sich um einen Einzelfallbericht über einen 62-jährigen AIDS-Patienten, der im Rahmen eines Klinikprogramms in den 1. Reiki-Grad eingeweiht wurde und sich in der Folgezeit vor allem im psychosozialen Bereich deutlich stabilisierte.

---

20 Psychometrische Standardverfahren. Das STAI (State-Trait-Angst-Inventar) ist ein standardisierter Angst-Fragebogen, der mit 2 x 20 Fragen alternativ die aktuelle oder die generelle Ängstlichkeit erfasst, während die VAS (Visual Analog Scale) der Einschätzung des aktuellen Schmerzempfindens auf einer Skala von 1–10 dient.

KAPITEL 8

Die rechtliche Lage in Deutschland

Der Heiler in selbstständiger Tätigkeit und die Zusammenarbeit mit Ärzten und Heilpraktikern

Ein Beitrag von Jürgen Kindler

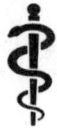

„Das Wesen der Geschichte ist die Wandlung."

Jacob Burckhardt

Es ist noch gar nicht so lange her, da war es für Reiki-Behandler bzw. geistige Heiler, die weder Arzt noch Heilpraktiker waren, in Deutschland verboten, Heilbehandlungen per Handauflegen zu geben. So galt noch bis Anfang 2004 diesbezüglich das Heilpraktikergesetz, dessen § 1 besagt: „Wer die Heilkunde, ohne dazu als Arzt bestallt zu sein, ausüben will, bedarf dazu der Erlaubnis." Und diese Erlaubnis war nur nach umfangreicher und zeitaufwändiger Vorbereitung zu erlangen. Auch die Sichtweise, dass durch Handauflegen lediglich die Selbstheilungskräfte der Klienten aktiviert werden, der Heiler selbst also genau genommen gar nicht heile, sondern lediglich Energie übermittle, wurde von deutschen Gerichten in mehreren Urteilen nicht anerkannt.

Schließlich ging ein geistiger Heiler, in Zusammenarbeit mit dem Dachverband Geistiges Heilen e. V. (DGH), über vier Jahre hinweg den Weg durch alle Instanzen, bis vor das Bundesverfassungsgericht. Seine Argumentation: Die bestehende Regelung stelle eine unzulässige Einschränkung der grundgesetzlich garantierten Berufsfreiheit dar. Zwar habe der Staat das Recht und die Pflicht, für die Volksgesundheit zu sorgen, weshalb das Heilpraktikergesetz u. a. erlassen worden sei. Doch durch die umfangreiche Prüfung zur Heilpraktikererlaubnis sei es einem einfachen Heiler nur unter „sachfremden Zumutungen" möglich, seinen Beruf auszuüben. Dies sei ein Verstoß gegen das Grundgesetz.

Bundesverfassungsgericht entscheidet

Die Richterinnen und Richter am Bundesverfassungsgericht wägten zwischen den verschiedenen Grundrechten – zum einen Berufsfreiheit, zum anderen Schutz der Volksgesundheit durch den Gesetzgeber – ab, und pflichteten dem Antragsteller bei. Der Beschluss vom 2. März 2004 AZ 1 BvR 784/03 besagt im Grundsatz Folgendes:

Jeder darf ohne Heilpraktikererlaubnis per Handauflegen heilen, wenn er dabei keine Diagnosen stellt, keine Medikamente verschreibt und seine Klienten darüber informiert, dass diese Form der Heilbehandlung den Besuch bei einem Arzt oder Heilpraktiker nicht ersetzt.

Das Bundesverfassungsgericht ließ sich von der Einsicht leiten, dass jemand, wenn er sich einem Heiler anvertraut, dies bewusst tue und insofern wisse, dass dies etwas anderes sei als der Besuch bei einem Arzt oder Heilpraktiker. In dem Beschluss wurden folgende Abgrenzungen der Tätigkeit eines Heilers gegenüber der eines Arztes bzw. Heilpraktikers vorgenommen:

- Ein Heiler darf keine Diagnosen stellen, auch keine Diagnosen feinstofflicher Art wie z. B. „Es liegt ein blockiertes Chakra vor" oder „Die Energiekanäle sind verstopft".

- Ein Heiler darf keine Medikamente verordnen, auch keine homöopathischen Mittel, Bachblüten oder Ähnliches.

- Ein Heiler muss den Klienten darauf hinweisen, dass die von ihm vorgenommene Behandlung den Besuch bei einem Arzt oder Heilpraktiker nicht ersetzt.

Letzteres kann durch einen Aushang in den Behandlungsräumen oder durch persönliche Unterrichtung erfolgen. Es ist aber einfacher, einen Nachweis hierüber zu führen, wenn die Unterrichtung schriftlich erfolgt ist. Daher wird empfohlen, die Unterrichtung beim ersten Besuch des Klienten durch Aushändigung eines entsprechenden Informationsblattes vorzunehmen und sich dieses vom Klienten unterschreiben zu lassen. Auf einem solchen Infoblatt kann z. B. stehen:

137

„Heilen durch Handauflegen dient der Aktivierung der Selbstheilungs-kräfte und ersetzt nicht die Diagnose oder Behandlung durch einen Arzt oder Heilpraktiker. Mit meiner Unterschrift bestätige ich den Erhalt dieses Hinweises vor Beginn der Behandlung."

Mit diesem bahnbrechenden Entscheid des Bundesverfassungsgerichtes ist praktisch ein neuer Berufsstand entstanden; nämlich der des Hei-lers.

Selbstständige Tätigkeit

Auch wenn im März 2004 eine große rechtliche Hürde gefallen ist, befindet sich der Reiki-Behandler bzw. geistige Heiler selbstverständ-lich nicht in einem rechtsfreien Raum. Vielmehr muss sie oder er bei einer selbstständigen Tätigkeit viele Regelungen beachten, so wie jeder andere Selbstständige auch. Es gibt praktisch in allen größeren Städten und Kreisen eine Existenzgründungsberatung, die bei der örtlichen Industrie- und Handelskammer (IHK) oder direkt bei der Gemeinde angesiedelt ist. Diese sollte bei Beginn einer selbstständigen Tätigkeit unbedingt in Anspruch genommen werden. Alternativ kann auch ein engagierter Steuerberater befragt werden.

In der Gründungsphase muss sich der Gründungswillige mit einer Unmenge an Institutionen und Begriffen auseinandersetzen, die rein gar nichts mit der späteren Tätigkeit, dem Heilen durch Handauflegen, zu tun haben. Auch wenn einen manchmal der Mut verlassen möchte, lohnt es sich doch, durchzuhalten. Letztendlich geht es nur darum, den eigenen Weg mit den rechtlichen Gegebenheiten zu finden und sich ein Netzwerk an Beratern und Freunden zuzulegen, die die Aufgaben (z. B. Buchhaltung) für einen übernehmen.

Manch einer wird vielleicht auch herausfinden, dass er sich nicht mit diesen Dingen auseinandersetzen möchte und sich auf die Suche nach einem anderen Weg begeben. Für alle anderen möchte ich hier eine grobe und vermutlich unvollständige Übersicht über die Institutionen und Regelungen geben, mit denen man sich auf dem Weg in die Selbst-ständigkeit auseinanderzusetzen hat.

Gewerbeanmeldung

Die Tätigkeit als Reiki-Behandler bzw. geistiger Heiler muss beim Gewerbeamt angemeldet werden. Dies kostet eine Gebühr (ca. 20–50 Euro) und ist schnell erledigt.[1] Am einfachsten ist es, die Tätigkeit einfach mit „Heiler" anzugeben, damit bezieht man sich direkt auf den Wortlaut des Entscheids des Bundesverfassungsgerichtes.

Finanzamt, Buchhaltung, Umsatzsteuer

Neben der Anmeldung beim Gewerbeamt ist für die Entrichtung der Umsatzsteuer eine Anmeldung beim Finanzamt erforderlich. Dieses wird anfragen, welche Umsätze zu erwarten sind und ggf. Vorauszahlungen darauf festlegen. Es ist also empfehlenswert, sich vorher von einem Steuerberater beraten zu lassen, welche Verpflichtungen auf einen zukommen und welche Wahlmöglichkeiten es dabei gibt. Für so genannte „Kleinunternehmer", deren Umsatz eine gewisse Höhe voraussichtlich nicht überschreiten wird, gibt es die Möglichkeit, sich von der Umsatzsteuer befreien zu lassen.

Bei der Buchhaltung gilt es, alle Einnahmen und Ausgaben genau zu dokumentieren und einmal im Jahr gegenüber dem Finanzamt zu „erklären". Bei der Erklärung der Steuern sollte ein Steuerberater mitwirken, zumindest in den ersten Jahren. Die Kosten für den Steuerberater orientieren sich an dem Jahresumsatz. Die Buchhaltung kann man auch selbst erledigen oder den Steuerberater hierfür gleich mit beauftragen; oder man sucht sich ein externes Buchhaltungsbüro.[2]

Berufsgenossenschaften

Die Berufsgenossenschaften sind Träger der gesetzlichen Unfallversicherung, die Arbeitnehmer vor Arbeitsunfällen, Berufskrankheiten und arbeitsbedingten Gesundheitsgefahren schützen soll. Manche Gewerbeämter unterrichten die Berufsgenossenschaften davon, dass ein neues

---

1   weitere Informationen hierzu in dem Artikel „Reiki bei der Gewerbeanmeldung", Jürgen Kindler, Reiki Magazin, Ausgabe 1/2005, S. 14f
2   weitere Informationen hierzu in den Artikeln „Umsatzsteuer für Reiki-Behandlungen", Dr. Stefanie Sewekow, Reiki Magazin, Ausgabe 2/2005, S. 40ff, sowie „Reiki und Selbstständigkeit", Sylvia Pilgrim, Reiki Magazin, Ausgabe 1/2006, S. 36f

Gewerbe angemeldet wurde. Daraufhin muss der Selbstständige einen Fragebogen ausfüllen. Vor Gericht ist die Frage, unter welchen Umständen eine Versicherungspflicht besteht, bislang nicht entschieden worden. Zu diesem Punkt gibt es verschiedene Rechtsauffassungen.[3]

Berufshaftpflicht- und Rechtsschutzversicherung

Eine Berufshaftpflichtversicherung deckt die Schäden ab, die man jemandem während der Ausübung des Berufs zufügt (z. B. für den Fall, dass der Behandlungstisch während einer Behandlung zusammenbricht und der Klient sich dabei verletzt). Eine gute Berufshaftpflichtversicherung sollte auch einen so genannten „passiven Rechtsschutz" umfassen, d. h. die Versicherung bezahlt dann zumindest die eigenen Anwaltskosten, für den Fall einer notwendigen Verteidigung.[4]

Eine gewerbliche Rechtsschutzversicherung trägt viele (aber meistens nicht alle) Kosten, die durch einen Rechtsstreit entstehen können. Solche Versicherungen sind meistens recht teuer und sollten dann abgeschlossen werden, wenn prinzipiell mit an Sicherheit grenzender Wahrscheinlichkeit mit juristischen Auseinandersetzungen zu rechnen ist oder wenn das eigene Sicherheitsbedürfnis groß ist.

Beide Arten der Versicherung sollten nicht mit der privaten Rechtsschutzversicherung und der privaten Haftpflichtversicherung verwechselt werden. Diese beiden Versicherungen beziehen sich nur auf private Angelegenheiten.

Gewerbeamt/Bauamt

Wenn man sich für eigene Praxisräume entscheidet und damit einen öffentlich zugänglichen Behandlungsraum einrichtet, müssen dabei gewisse Dinge beachtet werden (z. B. Brandschutzbestimmungen, vorhandene Toiletten). Die Gewerbeämter sind dafür zuständig, die

---

3   weitere Informationen hierzu in den Artikeln „Ist die Mitgliedschaft in einer Berufsgenossenschaft für Reiki-Behandler notwendig?", Wolfgang Sträter, Reiki Magazin, Ausgabe 1/2006, S. 38f sowie „Mitgliedschaft in einer Berufsgenossenschaft?", Britta Brinkmann, Reiki Magazin, Ausgabe 2/2006, S. 36f

4   weitere Informationen hierzu in dem Artikel „Aktuelle Themen rund um den Entscheid des Bundesverfassungsgerichtes", Jürgen Kindler, Reiki Magazin, Ausgabe 4/2004, S. 14f

Einhaltung dieser Vorschriften zu überwachen. Es kann also sein, dass man zu einem späteren Zeitpunkt von einem Mitarbeiter des örtlichen Gewerbeamtes einen Besuch erhält, zur Überprüfung der Einhaltung dieser Vorschriften. Nähere Informationen dazu, woran man bei der Einrichtung eigener Praxisräume in jedem Fall denken muss, erhält man z. B. bei der zuständigen IHK.

Weiterhin gilt, dass die Ausübung eines Gewerbes in „reinen Wohngebieten" nicht erlaubt ist. Man sollte also in jedem Fall vor der Anmietung entsprechender Räume diesbezüglich beim zuständigen Bauamt nachfragen. Zudem sollte im Mietvertrag die Möglichkeit der gewerblichen Nutzung der Räume festgehalten werden. Auch bei Eigentumswohnungen können Einschränkungen bezüglich einer gewerblichen Nutzung der Räume vorliegen.

Industrie- und Handelskammer

Eine Industrie- und Handelskammer (IHK) gibt es in jeder Stadt bzw. in jedem Kreis. Sie hat die Aufgabe, die Interessen der Wirtschaft zu vertreten. Jeder selbstständige Einzelunternehmer, also auch der selbstständig tätige Reiki-Behandler bzw. geistige Heiler, muss dort Mitglied sein, was eine jährliche Beitragsgebühr zur Folge haben kann. Allerdings verzichten viele IHKs auf diesen, wenn der Umsatz eine gewisse Höhe nicht überschreitet. Unabhängig von einer Mitgliedschaft bieten viele IHKs kostenlose oder preisgünstige Existenzgründungsberatungen an. Auch nach der Gründung kann man die beratenden Dienste der IHK in Anspruch nehmen.

Krankenversicherung und Altersvorsorge

Im Gegensatz zu einem Arbeitnehmer muss sich der selbstständig Tätige um eine eigene Kranken- und Rentenversicherung kümmern. Die gesetzlichen Krankenkassen und die Rentenversicherungen sind auch für Selbstständige offen. Je nach persönlichen Lebensumständen kann es aber auch sinnvoll sein, sich bei einer privaten Krankenversicherung zu versichern bzw. eine alternative Altersvorsorge abzuschließen.

Diese Entscheidungen sollten sehr sorgfältig abgewogen werden, weil sie manche Wahlmöglichkeiten für die Zukunft eröffnen oder verschließen. Auch sollten Beiträge für die Altersvorsorge von Anfang an mit einkalkuliert werden, selbst wenn es anfangs verlockend erscheinen mag, darauf zu verzichten, um Kosten zu sparen. Falls man dennoch eine Zeitlang keine Rücklagen für seine Altersvorsorge gebildet hat, sollten die Zahlungen so bald wie möglich wieder aufgenommen werden.

Was sonst noch zu bedenken ist

Neben den bereits genannten Tipps zum Umgang mit Institutionen und Regelungen, die auf dem Weg in die Selbstständigkeit bedeutsam werden, gibt es noch weitere Empfehlungen für angehende Existenzgründer, die ich hier kurz erwähnen möchte.

Eigene Praxis?

Der zukünftige Reiki-Behandler bzw. geistige Heiler sollte sorgfältig abwägen, ob sie oder er gleich zu Beginn eigene Praxisräume benötigt. Für eine eigene Praxis muss eine geeignete Räumlichkeit gefunden und eingerichtet werden, und jeden Monat entstehen Mietkosten. Es kann durchaus eine Lösung sein, Reiki zunächst bei Angehörigen anderer Heilberufe vorzustellen und auf eine Zusammenarbeit hinzuwirken sowie interessierten Klienten Hausbesuche anzubieten.

Netzwerke/Information

In jedem Fall ist es ratsam, sich mit befreundeten Kollegen zu vernetzen. Vielleicht gibt es eine Physiotherapiepraxis um die Ecke, die für eine Zusammenarbeit aufgeschlossen ist. Oder die Kosmetikerin von nebenan empfiehlt einen Steuerberater. Auch sollte man entsprechende Fachzeitschriften abonnieren (z. B. das Reiki Magazin), um über aktuelle Entwicklungen stets informiert zu sein. Zudem empfiehlt sich die Mitgliedschaft in (Berufs-)Verbänden. Hier bietet sich z. B. der Dachverband Geistiges Heilen (DGH) an, der für seine Mitglieder auch eine kostenlose Rechtsberatung zur Verfügung stellt.

Werbung

Ist der Sprung in die Selbstständigkeit geschafft, stellt sich die Frage: „Woher kommen die Klienten?" Werbung in der regionalen Zeitung oder durch Auslegen von Informationsschriften kann ein Weg dazu sein. Bereits während der Gründungsphase sollte man sich überlegen, welche Personen man ansprechen möchte und vor allen Dingen in welcher Weise. Eine Reiki-Lehrerin kann sich vielleicht zunächst auf ihr Netzwerk bzw. auf den bestehenden Kreis von Kursteilnehmern und deren Weiterempfehlungen verlassen. Andere wiederum müssen sich ihren Klientenkreis erst aufbauen.

Auch Werbung hat Grenzen, diese finden sich u. a. im Heilmittelwerbegesetz (HWG). So darf z. B. nicht mit „Wunderheilungen" geworben werden, weder in Informationsblättern noch durch Aushänge in der Praxis noch im persönlichen Gespräch. Der Gesetzgeber möchte dadurch den Klienten, der sich als Heilungssuchender gegenüber dem Heiler in der schwächeren Position befindet, schützen.

Verstöße gegen diese Regelung werden eher von Mitbewerbern als vom Staat verfolgt, die auf Grundlage des Gesetzes gegen den unlauteren Wettbewerb (UWG) eine so genannte Abmahnung verschicken können. Eine Abmahnung umfasst die Aufforderung an den unlauter Werbenden, eine Erklärung abzugeben, dass er das gerügte Verhalten künftig unterlassen wird. Eine Abmahnung kann so in zweierlei Hinsicht teuer werden: Wird die entsprechende Erklärung abgegeben, sind die Rechtsanwaltskosten der Gegenseite zu bezahlen; diese können bis zu 1000,- Euro und mehr betragen. Wird die geforderte Erklärung nicht abgegeben, kann der Abmahner die Auseinandersetzung vor Gericht weiterführen, womit weitere Kosten verbunden sind. Wer eine solche Abmahnung erhält, sollte sich umgehend rechtlich beraten lassen. Gut gestellt ist, wer eine gewerbliche Rechtsschutzversicherung abgeschlossen hat, die die Kostenübernahme für derartige Auseinandersetzungen umfasst.[5]

Finanzkonzept

Bei jeder Unternehmensgründung gibt es Anlaufkosten: Sofern man sich für eigene Praxisräume entschieden hat, muss die Ausstattung dieser Räume bezahlt werden. Dann gilt es, die Zeit zu überbrücken, während der die Einnahmen noch nicht ausreichen, um den Lebensunterhalt zu

---

5   weitere Informationen hierzu in dem Artikel „Wettbewerbsrecht für Reiki-Behandler und -Lehrer", Wolfgang Sträter, Reiki Magazin, Ausgabe 4/2005, S. 36f

bestreiten. Übersteigen die Einnahmen die Ausgaben, können Rücklagen für schlechtere Zeiten gebildet werden oder aufgenommene Kredite zurückgezahlt werden. Dies alles sollte sorgfältig geplant sein, damit nicht zu unerwarteter Zeit die finanziellen Möglichkeiten erschöpft sind. Je nach persönlichen Kenntnissen und Fähigkeiten sollte auch hierzu eine Beratung in Anspruch genommen werden.

Fernbehandlungen

Reiki bzw. geistige Heilung gegen Honorar sollte grundsätzlich nur in Anwesenheit des Klienten ausgeübt werden. Bei einer Fernbehandlung kann der Patient nicht nachvollziehen, ob die Behandlung erfolgt ist oder nicht, und daraus können Unstimmigkeiten erwachsen. Aus diesem Grund schließt z. B. der Dachverband Geistiges Heilen (DGH) in seinem für alle Mitglieder verbindlichen Verhaltenskodex Fernbehandlungen gegen Honorar aus.

Informationsfluss

Der Gründer muss außerdem damit rechnen, dass sich der Beschluss des Bundesverfassungsgerichtes vom 2. März 2004 noch nicht überall herumgesprochen hat. Dies gilt auch für Behörden. Es empfiehlt sich daher, stets eine Kopie des Beschlusses dabei zu haben.[6]

Förderung durch die Bundesagentur für Arbeit

Die Bundesagentur für Arbeit bietet verschiedene, immer wieder wechselnde Formen der finanziellen Unterstützung für Arbeitslose an, die den Schritt in die Selbstständigkeit wagen möchten. Die jeweils aktuellen Bedingungen sollten dort erfragt werden.[7]

---

6 der Entscheid ist auf der Website des Bundesverfassungsgerichtes nachzulesen: http://www.bverfg.de/entscheidungen/rk20040302_1bvr078403.htm

7 weitere Informationen hierzu in dem Artikel „Aktuelle Themen rund um den Entscheid des Bundesverfassungsgerichtes", Jürgen Kindler, Reiki Magazin, Ausgabe 4/2004, S. 14f

Zusammenarbeit mit Heilpraktikern

Die Tätigkeit eines Heilpraktikers, so lässt sich vereinfachend sagen, ist die am wenigsten „regulierte" Tätigkeit im Bereich der Heilberufe. Zwar gibt es einige genau beschriebene Tätigkeiten, die ein Heilpraktiker nicht ausüben darf (u. a. die Zahnheilkunde). Darüber hinaus aber besitzt er eine relativ große Freiheit in seinem heilerischen Wirken. Dagegen hat der Gesetzgeber die Tätigkeit von Ärzten vergleichsweise stark reguliert, wobei er jedoch dem Ärztestand viele Aufgaben in Selbstorganisation überlassen hat. Derartige Gestaltungsmöglichkeiten gesetzlicher Vorgaben gibt es wiederum für Heilpraktiker nicht. Dennoch haben sich viele Heilpraktiker zu Verbänden zusammengeschlossen, die für die jeweiligen Mitglieder verbindliche Standards, z. B. bezüglich Weiterbildung und Verhaltensregeln im Umgang mit den Patienten, geschaffen haben.

In der Zeit vor dem Beschluss des Bundesverfassungsgerichtes vom 2. März 2004 haben viele Reiki-Praktizierende sich dazu entschlossen, trotz der umfangreichen und zeitaufwändigen Fortbildungsmaßnahmen, die dafür nötig sind, die Heilpraktikererlaubnis zu erwerben, dies, um Heilbehandlungen per Handauflegen in gewerblichem Rahmen anbieten zu dürfen. Für viele Heilpraktiker gehört Reiki bzw. geistiges Heilen heute zum Handwerkszeug in ihrer heilerischen Tätigkeit. Im Gegensatz zum Reiki-Behandler bzw. geistigem Heiler ist es dem Heilpraktiker gestattet, Diagnosen zu stellen und Medikamente zu verordnen.

Reiki-Behandler und geistige Heiler können mit Heilpraktikern ohne Einschränkung in gemeinsamer oder getrennter Praxis zusammenarbeiten.

Zusammenarbeit mit Ärzten

Hat ein Arzt seine Zulassung erhalten, hat er die vollkommene Wahlfreiheit bezüglich seiner Therapiemethoden. Es wird ihm vom Gesetzgeber also nicht auferlegt, ausschließlich naturwissenschaftlich-medizinische Verfahren anzuwenden. Allerdings gibt es andere Regelungen, die die Therapiefreiheit teilweise einschränken.

Hierzu gehören die Regelungen bezüglich der Abrechnung ärztlicher Leistungen mit den gesetzlichen Krankenkassen. Ein Arzt darf gegenüber einer gesetzlichen Krankenkasse nur vorher festgelegte Leistungen abrechnen. Diese Leistungen werden seitens der Ärztekammern mit den Krankenkassen vereinbart. Der genaue Inhalt der abrechenbaren

Leistungen wird von dem „Gemeinsamen Bundesausschuss" festgelegt. Dieser ist naturwissenschaftlich-schulmedizinisch ausgerichtet, daher werden nur solche Heilverfahren zur Abrechnung mit den gesetzlichen Krankenkassen zugelassen, die allgemein anerkannt und wissenschaftlich belegt sind. Energetische Heilverfahren wie Reiki oder die Bioresonanztherapie kommen in diesem Katalog nicht vor und können von einem Arzt daher mit den Kassen nicht abgerechnet werden.

Ein Arzt kann jedoch derartige Leistungen privat abrechnen. Für jemanden, der gesetzlich krankenversichert ist, bedeutet dies im Allgemeinen, dass er die Kosten selber tragen muss. Wer privat krankenversichert ist, kann unter Umständen – das hängt von der konkreten Vereinbarung mit seiner Krankenkasse ab – die Kosten von seiner Kasse erstattet bekommen. Manche privaten Krankenkassen versuchen, sich von der Konkurrenz dadurch abzuheben, dass sie die Kosten für derartige Leistungen innerhalb eines bestimmten Rahmens übernehmen.

Weiterer Entscheid des Bundesverfassungsgerichtes

Ein weiterer wichtiger Entscheid des Bundesverfassungsgerichtes ist am 6. Dezember 2005 ergangen; dabei ging es um die Abrechenbarkeit von nicht allgemein anerkannten medizinischen Leistungen gegenüber gesetzlichen Krankenkassen. Der Entscheid mit dem Aktenzeichen 1 BvR 347/98 führt aus, dass ein gesetzlich Krankenversicherter, „für dessen lebensbedrohliche oder regelmäßig tödliche Erkrankung eine allgemein anerkannte, medizinischem Standard entsprechende Behandlung nicht zur Verfügung steht", nicht von der Leistung „einer von ihm gewählten, ärztlich angewandten Behandlungsmethode" ausgeschlossen werden darf.[8]

Diese Feststellung bezieht sich auf solche Fälle, bei denen die Schulmedizin eine lebensbedrohliche Krankheit diagnostiziert hat, dafür jedoch keine Therapiemöglichkeit anzubieten hat. Im konkreten Fall drehte es sich um eine seltene, degenerative Muskelerkrankung, die von einem Arzt mit Bioresonanztherapie behandelt worden war. Die Krankenkasse muss die Kosten tragen, „wenn eine nicht ganz entfernt liegende

---

8   der Entscheid ist auf der Website des Bundesverfassungsgerichtes nachzulesen: www. bverfg.de/entscheidungen/rs20051206_1bvr034798.html

Aussicht auf Heilung oder auf eine spürbare positive Einwirkung auf den Krankheitsverlauf besteht", so das Bundesverfassungsgericht.

Dieser Entscheid ist auf zweierlei Weise bemerkenswert: Zum einen führt er aus, dass die mit gesetzlichen Krankenkassen abrechenbaren, medizinischen Leistungen nicht ausschließlich auf schulmedizinische Leistungen begrenzt sein müssen. Zwar gilt dies derzeit nur für den Fall einer lebensbedrohlichen Krankheit, für die die Schulmedizin keine Heilmethode anzubieten hat. Aber immerhin eröffnet sich nun erstmalig die Möglichkeit, auch komplementär-medizinische Leistungen über die gesetzlichen Krankenkassen abzurechnen. Zum anderen zeigt sich, in Fortsetzung der mit dem Entscheid vom 2. März 2004 eingeschlagenen Richtung, dass das Bundesverfassungsgericht einmal mehr eine vorurteilsfreie Prüfung einer Verfassungsbeschwerde aus dem Bereich Medizin/Heilberufe vorgenommen hat.

Standesrecht der Ärzte

Eine weitere Beschränkung der Therapiefreiheit könnte sich aus dem Standesrecht der einzelnen Ärztekammern ergeben. Jeder Arzt in Deutschland ist Mitglied in einer der 17 Landesärztekammern. Der Gesetzgeber hat einige Aufgaben an diese Organisationen delegiert. So geben sich die Ärztekammern selbst eine eigene Berufsordnung, an die sich alle Mitglieder zu halten haben. In dieser Berufsordnung ist auch festgelegt, was ein Arzt in der Ausübung seines Berufes tun darf.

Der Berufsordnung der Bundesärztekammer zufolge ist eine partnerschaftliche Zusammenarbeit von Ärzten mit Reiki-Behandlern bzw. geistigen Heilern in fachlicher Gleichberechtigung derzeit nicht erlaubt. Dasselbe gilt für die Zusammenarbeit von Ärzten mit Heilpraktikern. Jedoch besteht die Möglichkeit, dass ein Reiki-Behandler bzw. geistiger Heiler oder Heilpraktiker unter der alleinigen Verantwortung des Arztes mit diesem zusammenarbeitet, was jedoch bedeutet, dass er dem Arzt in jeder Hinsicht untersteht.

Ausblick

Im Rahmen der Recherche zu diesem Textbeitrag kamen mehrere Gespräche mit Ärzten zustande. Dabei zeigte sich, dass viele Ärzte selbst bereits alternative, d. h. schulmedizinisch nicht anerkannte Therapien, darunter auch Reiki, anwenden. Viele arbeiten auch mit Heilern zusammen oder verweisen auf sie.

Schaut man auf die aktuelle Entwicklung, lässt sich eine allgemeine Öffnung der Regularien verzeichnen. Die beiden dargelegten Entscheidungen des Bundesverfassungsgerichtes sowie die große Offenheit der Patienten gegenüber alternativen Formen der Medizin führt dazu, dass sich im Bewusstsein sowohl der Allgemeinheit als auch der im naturwissenschaftlich-medizinischen Bereich Tätigen die Erkenntnis durchsetzt, dass es wirksame Formen alternativer Medizin gibt.

Einige Steine wurden aus dem Weg geräumt, andere müssen derzeit noch umgangen werden. Aber die Zeit für eine Zusammenarbeit war selten günstiger als heute.

Anhang

Die Situation in anderen Ländern

USA, Australien, Brasilien, Frankreich, Großbritannien

Von Oliver Klatt,
in Zusammenarbeit mit Pamela Miles, Lynette Kirkman,
Karfried Kessler, Beate Hoffmann und Milly Cain

In anderen Ländern stellt sich die Situation für Reiki-Praktizierende bezüglich der Zusammenarbeit mit der Schulmedizin teils günstiger, teils schwieriger als in Deutschland dar. Während man in den USA und in Großbritannien schon weit vorangeschritten ist – in beiden Ländern sind in zahlreichen Kliniken Reiki-Praktizierende und geistige Heiler in Zusammenarbeit mit Ärzten tätig –, gestaltet sich die Lage in einigen Ländern Westeuropas, beispielsweise in Frankreich und Italien, noch eher schwierig. Dagegen ist z. B. in Nordeuropa, vor allem in Norwegen und Dänemark, die Situation für eine Zusammenarbeit wiederum recht günstig.

Im Folgenden werden insgesamt fünf Länder bzw. die dortige Situation bezüglich der Zusammenarbeit zwischen Reiki-Praktizierenden bzw. geistigen Heilern und der Schulmedizin kurz geschildert. Was die Situationen in den diesbezüglich fortschrittlicheren Länder angeht, so bin ich mir sicher, dass wir daraus wichtige Impulse auch für die weitere Entwicklung in Deutschland erhalten können. Darüber hinaus ist auch die Beschreibung der Situation in den diesbezüglich rückständigeren Ländern von Interesse für ein besseres Verständnis der Hürden, die mancherorts noch zu überwinden sind.

Ich danke allen, die dabei geholfen haben, die vorliegenden Informationen zusammenzutragen. Es sei darauf hingewiesen, dass die an diesem Kapitel beteiligten Personen keine Rechtsanwälte sind. Insofern stellen ihre Auskünfte bezüglich der rechtlichen Situationen in den jeweiligen Ländern keine rechtliche Beratung dar und ersetzen auch nicht die Beratung durch einen Rechtsanwalt. Im weiteren Anhang sind die Kontaktadressen aller Mitwirkenden zu finden, die gerne für einen Austausch zur Verfügung stehen.

USA

In den USA, so Pamela Miles, Reiki-Meisterin und Buchautorin, sei die rechtliche Situation bezüglich Reiki noch unklar. Jeder der 50 Bundesstaaten verfüge über eigene Gesetze und Regulierungen bezüglich der medizinischen Praxis. In einigen Gegenden gebe es zudem gesetzliche Einschränkungen bezüglich der Ausübung von Methoden wie z. B. Reiki. Insofern könnten bezüglich der rechtlichen Situation in den USA keine pauschalen Aussagen getroffen werden. Wie die zunehmende Nutzung der Angebote komplementärer und alternativer Medizin (engl.: Complementary and Alternative Medicine / CAM) seitens der Menschen zeige, spiegele die derzeitige gesetzliche Lage, so Miles, nicht die augenblickliche Praxis im Gesundheitswesen wider. Da Reiki allgemein als nicht invasive Methode[1] gelte, sei aus ihrer Sicht mit einer staatlichen Regulierung der Anwendung von Reiki nicht zu rechnen.

Bezüglich der Zusammenarbeit Reiki-Praktizierender mit der Schulmedizin ist bei William Lee Rand zu lesen, dass in den USA bereits in mehr als 100 Krankenhäusern mit Reiki gearbeitet wird.[2] Pamela Miles und Gala True geben in ihrem Review[3] eine Übersicht von 25 Kliniken, in denen mit Reiki gearbeitet wird. In diesen Kliniken, so Moritz Harder, werde Reiki grundsätzlich auf drei Arten angewendet:

„1. Durch externe Behandler: Reikipraktizierende von außerhalb bieten Behandlungen für Patienten und Personal an.
2. Durch das Personal, welches in den 1. Grad Reiki eingeweiht und in der Anwendung geschult wird.
3. Als Selbstbehandlung: Patienten, Angehörige oder Freunde erhalten die Einweihung in den 1. Grad Reiki und werden in der Anwendung geschult."

---

1 Nicht invasiv: Bezeichnung für medizinische Behandlungsformen, bei der nicht in den Körper eingedrungen wird (also keine Spritzen verwendet werden, keine Operationen durchgeführt werden etc.). Zu den nicht invasiven Behandlungsformen zählen z. B. die Behandlung mit Salben, mit Medikamenten, mit Bestrahlungen sowie auch mit Reiki.
2 Rand, William Lee: „Reiki. The healing touch. First and second degree manual" (JRT & Hayashi Healing Guide Edition), Vision Publications, Southfield, MI 2000
3 Miles, Pamela / True, Gala: „Reiki – Review of a biofield therapy. History, theory, practice, and research" in: Alternative Therapies, 9, 2, page 62–72

Reiki wird hierbei ausschließlich zur Ergänzung, Unterstützung und Erleichterung der normalen medizinischen Maßnahmen eingesetzt, wobei die größte Rolle der Angstreduktion, Schmerzlinderung und Entspannung zukommt. Als ungefährliche und einfach in den Krankenhausalltag integrierbare Technik ohne Nebenwirkungen wird Reiki in nahezu allen Bereichen eingesetzt. Rand sowie Miles und True nennen in weitgehender Übereinstimmung den Einsatz im OP, nach Operationen, bei Krebs, HIV, Asthma, Unfruchtbarkeit, Kopfschmerzen, akuten Infektionen, chronischen Krankheitsbildern, in der Notfallmedizin, Säuglingspflege, Pädiatrie, Psychiatrie, Gerontologie sowie gegen die Nebeneffekte von Medikamenten und Bestrahlungen. Als eigenständige Therapieform oder Ersatz für medizinische Interventionen ist Reiki jedoch nirgendwo erwähnt worden.

Als Effekte von Reiki werden neben Stressreduktion, Schmerzlinderung und Entspannung die Beschleunigung von Heilungsprozessen, geringerer Medikamentenverbrauch, geringere Nebenwirkungen von Medikamenten, besserer Schlaf, erhöhter Appetit sowie bessere Kooperation und Kommunikation mit dem Fachpersonal genannt. Rand betont die Notwendigkeit zur Kostenreduktion in den Kliniken bei gleichzeitiger Steigerung des Pflegeangebotes als einen gewichtigen Grund für die verbreitete Anwendung von Reiki. Aus zeitlichen und finanziellen Gründen sei die Mehrheit der Programme keiner systematischen Evaluation unterzogen worden. Da es sich bei Krankenhäusern in der Regel jedoch um Wirtschaftsbetriebe handelt, legt die zunehmende Verbreitung von Reiki seine grundsätzliche Wirksamkeit im klinischen Kontext nahe. Die Frage nach den Wirkmechanismen bleibt davon unberührt."[4]

Australien

In Australien, so Lynette Kirkman, Reiki-Meisterin und Vorstandsmitglied von ‚Reiki Australia', einem nationalen Verband für Reiki-Praktizierende aller Richtungen, erlange Reiki derzeit zunehmend gesellschaftliche Anerkennung. Als komplementäre Therapie werde es in einigen Krankenhäusern, Kliniken, Senioreneinrichtungen, Rehabilitations-

---

4   Harder, M. (2003): „Zur paranormalen Informationsvermittlung mit Fernreiki" Unveröffentlichte Diplomarbeit, Philipps-Universität Marburg, S. 17f / Die Hinweise auf Quellen von Rand sowie Miles und True beziehen sich auf die zuvor unter den Anmerkungen 2 und 3 genannten Publikationen.

zentren und Krebsbehandlungszentren angeboten. Allgemein werde in medizinischen Einrichtungen den stationär behandelten PatientInnen zunehmend erlaubt, auf privater Basis Reiki Behandlungen zu erhalten. In Australien obliege es den ‚State and Federal Government Health Departments‘, für die Sicherheit der Bevölkerung im gesundheitlichen Bereich zu sorgen; dies umfasse auch den Bereich der komplementären und alternativen Medizin (engl.: Complementary and Alternative Medicine / CAM). Derzeit seien die Praxis von Reiki sowie Ausbildungen und Einweihungen in Reiki nicht staatlich reguliert. Kürzlich habe jedoch der Verband ‚Reiki Australia‘ dem ‚Community Services and Health Industry Skills Council (CSHISC)‘, einem von zehn nationalen Räten Australiens, die für die Zusammenarbeit von Industrie und Regierung zuständig seien (der CSHISC ist für den Bereich Gesundheit zuständig), einen Entwurf vorgelegt, in dem es um die Aufnahme von Reiki in das ‚Health Training Package‘ gehe, den herrschenden nationalen Standard im Gesundheitswesen.

Die in dem Entwurf vorgeschlagenen Qualifikationsstandards bezögen sich jedoch nicht auf die Einweihung in Reiki, um den unterschiedlichen Einweihungspraktiken in verschiedenen Formen des Usui-Systems gerecht zu werden. Der damit seitens der Reiki-Praktizierenden in Gang gebrachte Prozess der Selbstregulierung laufe darauf hinaus, freiwillige – nicht obligatorische – einheitliche nationale Standards für Reiki-Behandler zu schaffen, die im Gesundheitswesen bzw. in medizinischen und sozialen Einrichtungen tätig seien.

Brasilien

In Brasilien, so Karfried Kessler, deutscher Reiki-Meister und Buchautor, der von 1991 bis 2003 in Brasilien lebte, gebe es bezüglich der rechtlichen Situation von Reiki-Behandlern noch viele offene Fragen. Dies habe insbesondere damit zu tun, dass die Grenzen zur Ausübung verschiedener geregelter Berufe im Gesundheitswesen vor allem von der Auslegung der entsprechenden Gesetze und Vorschriften abhängig seien. So sei es z. B. besser, wenn ein Reiki-Behandler seinen Klienten nach einer Behandlung nicht dazu rate, vermehrt Wasser zu trinken, da dies als eine Ernährungsberatung betrachtet werden könne, zu der nur die „Nutricionistas", also die Ernährungsberater, berechtigt seien.

Seitens der Schulmediziner bestehe in Brasilien ein wesentlich größeres Interesse an Reiki als derzeit in Deutschland. So seien z. B. rd. 20 Prozent der ca. 2.500 Menschen, die Kessler in Brasilien in Reiki ausgebildet habe, Ärzte, Psychologen, Krankenpfleger oder Krankenschwestern.

Obwohl Ärzte in Brasilien ausschließlich schulmedizinisch anerkannte Verfahren anbieten dürften, komme es vereinzelt vor, dass Reiki mehr oder weniger öffentlich von Ärzten angeboten werde. So gebe es z. B. unter den von ihm ausgebildeten Reiki-Praktizierenden mehrere Ärzte, von denen er wisse, dass sie Patienten mit Reiki behandelten.

In Einzelfällen, so Kessler, sei es auch dazu gekommen, dass Reiki in öffentlichen Gesundheitszentren angeboten werden konnte. So habe eine brasilianische Ärztin erreicht, dass in einem öffentlichen Gesundheitszentrum in Brasilia (Brasiliens Hauptstadt) Reiki und Lichtarbeit nach Barbara Ann Brennan angeboten worden sei; dies jedoch nur für das Pflegepersonal, von dessen Seite große Nachfrage bestanden habe.[5]

Im selben Gesundheitszentrum habe Kessler im Jahr 1999 so genannte „Reiki-Tage" durchführen können. Dabei haben er und von ihm ausgebildete Reiki-Behandler die Räumlichkeiten und das Inventar des Zentrums in der Zeit, wo es offiziell geschlossen war (d. h. an den Wochenenden), nutzen dürfen. Das Reiki-Angebot habe jeder in Anspruch nehmen können, auch die Patienten dieses Zentrums. Gleichzeitig sei es ihm jedoch nicht erlaubt gewesen, innerhalb des Zentrums durch schriftlichen Aushang oder Ähnliches auf dieses Angebot hinzuweisen.

Darüber hinaus gebe es vereinzelt weitere Gesundheitszentren bzw. Kliniken in Brasilien, in denen bis heute Reiki öffentlich angeboten werde.[6] Mittlerweile, so Kessler, böten die meisten öffentlichen Gesundheitszentren in Brasilien verschiedene alternative Therapien an,

---

5 Im Jahr 1998. Das Gesundheitszentrum war das „Centro de Saúde 712/912 Sul" in Brasilia DF.

6 Karfried Kessler: „In einem kleinen Nachbarort von Brasilia, in Planaltina DF, können sich Patienten auf eigenen Wunsch mit Reiki behandeln lassen (Quelle: Via Reiki – sua revista brasileira de Reiki, Ano 1, n° 1, Juni 2002, S. 5). Im Bundesstaat von Rio de Janeiro, in der Stadt Niteroi, gibt es ein weiteres Gesundheitszentrum, in dem Reiki angeboten wird: das ‚Centro de Saúde Municipal em Niteroi RJ' (Quelle: Via Reiki – sua revista brasileira de Reiki, Ano 1, n° 2, Sept. 2002, S. 5). In Niteroi RJ bietet die ‚Policlínica Comunitária Santa Rosa' jeden Donnerstag von 11:30–13:30 Uhr öffentlich Reiki-Behandlungen an (Quelle: Via Reiki – sua revista brasileira de Reiki, Ano 1, n° 2, Sept. 2002, S. 4)."

darunter Akupunktur, Shiatsu, Massage, Homöopathie, Phytotherapie und Tuina-Massage.[7] Reiki sei jedoch bislang noch nicht Teil des allgemeinen Angebots.

Zum besseren Verständnis des Gesundheitssystems in Brasilien erläutert Karfried Kessler: „Es gibt dort keine gesetzlichen Krankenversicherungen. Dafür gibt es öffentliche Gesundheitszentren (ambulante Behandlungszentren) und Krankenhäuser, in denen sich jeder kostenlos behandeln lassen kann. Auch verschiedene Medikamente werden an diesen Stellen kostenlos abgegeben. Damit ist für jeden Brasilianer die medizinische Grundversorgung gewährleistet. Die entsprechenden Zentren kann man auch als Tourist aufsuchen. Parallel dazu gibt es private Krankenversicherungen, die nur mit bestimmten Ärzten und Krankenhäusern Verträge abschließen. Die solcherweise Versicherten haben, je nach Versicherungsträger, Zugang zu sehr guten Krankenhäusern, die mitunter westeuropäischen Standards entsprechen. Allerdings verfügt nur eine Minderheit der ohnehin recht kleinen brasilianischen Mittelschicht über ein Einkommen, das eine solche Zusatzversicherung möglich macht. Darüber hinaus ist die zahnärztliche Versorgung bei den privaten Krankenversicherungen generell nicht mit eingeschlossen, da diese den Versicherungen zu teuer ist."

Nach eigener Aussage war Karfried Kessler im Jahre 1997 in Brasilien die erste Person überhaupt, die sich bei der Ärztekammer in Brasilia nach der rechtlichen Situation von Praktizierenden alternativer Heilmethoden erkundigt habe.[8] Die erste Veröffentlichung in Brasilien zum Thema „Professionelles Reiki und die juristischen Aspekte der Tätigkeit von Reiki-Behandlern und -Lehrern" sei sein erstes Reiki-Buch mit dem Titel „Reiki: O Caminho do Coração" gewesen.[9]

Darin weist er darauf hin, dass nach der Brasilianischen Verfassung (Artikel 5, Absätze 2 und 13) jeder jegliche Tätigkeit ausüben dürfe, solange er nicht durch ein Gesetz daran gehindert werde, Scharlatanerie betreibe, Menschen Schaden zufüge oder eine gesetzlich geregelte Berufstätigkeit ohne entsprechende Qualifikation ausübe. Unter Schar-

---

7 Quelle (nach Kessler): www.saude.rio.rj.gov.br
8 Persönliches Treffen Kesslers mit dem damaligen Leiter des „Conselho Reginal de Medicina do Distrito Federal", Dr. Eduardo Guerra, in Brasilia DF, am 16.12.1997.
9 Upanishad Karfried Kessler: „Reiki: O Caminho do Coração", Sao Paulo, 1998, Editora Ground Ltda., ISBN 85-7187-134-5

latanerie werde u. a. verstanden, wenn jemand eine geheime Methode ausübe. Weiterhin falle ausdrücklich die Benutzung von Gesten und Worten (Beschwörungsformeln) unter den Tatbestand der Scharlatanerie. Demnach sei also das Ausüben von Fernheilung mittels Symbolen (seien diese geheim oder nicht) eigentlich illegal. Eigentlich deshalb, so Kessler, weil er nie von einem Fall gehört habe, in dem dies zu rechtlichen Konsequenzen bzw. zu deren Androhung geführt habe.

Frankreich

In Frankreich, so Beate Hoffmann, deutsche Reiki-Meisterin und Meditationslehrerin, die seit längerem in Frankreich lebt, habe geistiges Heilen eine lange Tradition, insbesondere im Süden Frankreichs. Im Falle eines Leidens würden viele Menschen geistige Heiler aufsuchen. Durch verschiedene Gespräche mit Allgemeinmedizinern wisse sie zudem, dass es auch Mediziner gebe, die ihren Patienten im Falle der Unheilbarkeit eines Leidens aus schulmedizinischer Sicht den Namen eines geistigen Heilers nennen würden.

In Frankreich gebe es jedoch kein Heilpraktikergesetz wie in Deutschland bzw. kein ähnliches Gesetz. Im Gesundheitswesen gebe es, so wie in anderen Bereichen auch, staatlich anerkannte und überwachte Berufszweige sowie nicht geschützte, aber dennoch überwachte Tätigkeiten. Gehöre man einer staatlich anerkannten Berufsgruppe im Gesundheitswesen an, so sei man dazu angehalten, im Rahmen seiner Tätigkeit ausschließlich wissenschaftlich anerkannte Methoden zu verwenden. Dennoch gebe es in Frankreich zunehmend z. B. Krankengymnasten und Krankenschwestern, die alternative Heilmethoden in ihre Arbeit integrierten.

Um als Reiki-Behandler oder -Lehrer tätig sein zu können, gebe es derzeit drei Möglichkeiten: die Arbeit innerhalb eines Vereins, eine selbstständige Tätigkeit oder eine sozialversicherungspflichtige Angestelltentätigkeit innerhalb einer Genossenschaft. In allen drei Fällen benötige man eine Berufshaftpflichtversicherung. Diesbezüglich, so Hoffmann, bestünde jedoch ein Problem: Zwar hätten die großen Versicherungsunternehmen Frankreichs bereits einen Vertragstyp erarbeitet, der Tätigkeiten in Bereichen wie Reiki, Fußreflexzonenmassage, Shiatsu, Feng-Shui etc. berücksichtige. Staatlicherseits jedoch bestünden derzeit keine Bestrebungen, diese Tätigkeiten zu (einer) anerkannten Berufsgruppe(n) werden zu lassen.

Aufgrund dieser Situation und weil der Abschluss einer entsprechenden Berufshaftpflichtversicherung letztlich von dem Angebot der Versicherungsvertreter vor Ort, in der jeweiligen Stadt oder Region, abhänge, sei es derzeit nicht einfach, eine entsprechende Versicherung auch wirklich abzuschließen (die Tatsache, dass eine Versicherungsgruppe prinzipiell einen bestimmten Vertragstyp ermögliche, bedeute noch nicht, dass man diesen Vertragstyp auch bei jedem Versicherungsvertreter dieser Gruppe abschließen könne). Aufgrund des von staatlicher Seite erzeugten, ungünstigen Klimas bezüglich alternativer Heilmethoden würden solche Abschlüsse derzeit erschwert werden. Darüber hinaus bestünde selbst bei gefundenem steuerlichen und juristischen Status, so Hoffmann, weiterhin das Risiko einer Anzeige wegen illegaler Ausübung einer medizinischen Tätigkeit.

Ein Mut machendes Beispiel dafür, dass trotz dieser Lage vielerorts eine Zusammenarbeit zwischen Schulmedizin und alternativen Heilmethoden angestrebt werde, beschreibt Hoffmann in dem folgenden Text über die engagierte Arbeit der Direktorin eines Altenheims in der Nähe von Paris:

„Aufgrund der persönlichen Initiative der Direktorin des Altenheimes ‚La Chalouette' sollen schon bald Bewohner und deren Familien in den Genuss von alternativen Heilmethoden kommen. Begleitend zu der traditionellen medizinischen Betreuung werden die Bewohner Angebote externer Fachleute in Anspruch nehmen können. Weiterhin werden Informationsnachmittage organisiert, an denen über Themen wie Reiki, Fußreflexzonenmassage, Shiatsu, Bachblütentherapie und andere alternative Behandlungsmethoden informiert wird. An diesen Veranstaltungen sollen sowohl die Bewohner und deren Familien als auch das Pflegepersonal teilnehmen können.

‚Wir müssen alles Schritt für Schritt angehen', erklärt die Direktorin. Sie selbst ist in den 3. Grad des Usui-Systems des Reiki sowie des Karuna-Reiki eingeweiht. Daneben hat sie die Fußreflexzonenmassage und die Bachblütentherapie erlernt. ‚Wir werden einen Entspannungssaal einrichten, in dem wir Entspannungs- und Atemkurse anbieten möchten. Unser koordinierender Arzt und die Schwester der Pflegeleitung unterstützen unsere Initiative. Und es ist vorgesehen, Reiki als Teil der fachlichen Weiterbildung für unser Pflegepersonal anzubieten."[10]

Das Gelingen des Projektes, so Hoffmann, hänge von der Toleranz der französischen Aufsichtsbehörden ab. Sollte das Projekt umgesetzt werden können, würde dies auch anderen in Frankreich Mut machen, eine vergleichbare Form der Zusammenarbeit zwischen klassischer Medizin und alternativen Heilmethoden anzugehen.[11]

Großbritannien

Milly Cain, Reiki-Meisterin in Großbritannien, berichtet über die Situation bezüglich der Zusammenarbeit zwischen Reiki-Praktizierenden und Medizinern in ihrem Heimatland:

„In meiner Kommune gibt es einen Arzt, der Reiki praktiziert und der Patienten für Reiki-Behandlungen an mich weiterempfiehlt. Bei den Patienten handelt es sich meist um Menschen, die sich bereits auf dem Weg der Besserung befinden, häufig nach emotionalem Stress oder einem seelischen Schock. Ein Arzt, der seinen Patienten zu Reiki-Behandlungen rät, genießt oft nicht die Unterstützung seiner Kollegen, da diese es überwiegend vorziehen, ihren Patienten konventionelle medizinische Behandlungsformen zu verschreiben.

Es gibt jedoch in Großbritannien kein Gesetz, das es einem ‚Doctor in General Practice‘[12] verbieten würde, seinen Patienten natürliche Medizin zu empfehlen oder zu verschreiben. So kann er z. B. homöopathische Mittel verschreiben, wenn er eine entsprechende Ausbildung absolviert hat. Ebenso kann er, wenn er von der heilsamen Wirkung von Reiki weiß, seine Patienten an einen Reiki-Behandler überweisen. Wenn er

---

10 Beate Hoffmann, persönliche Korrespondenz 2006

11 Weitere Informationen zu diesem Projekt : Domaine de la Chalouette, 10, rue des Tilleuls, F-91150 Morigny-Champigny, Website: www.chalouette.fr

12 Vergleichbar mit dem Allgemeinmediziner bzw. Hausarzt in Deutschland / Kurzform: GP / „Definition: GPs are personal doctors, primarily responsible for the provision of comprehensive and continuing medical care to patients irrespective of age, sex and illness. In negotiating management plans with patients they take account of physical, psychological, social, and cultural factors, using the knowledge and trust engendered by a familiarity with past care. They also recognise a professional responsibility to their community." Quelle: www.rcgp.org.uk / Stichworte: Patient Centre, What is General Practice? (Datum: 15.3.2006)

selbst eine Reiki-Behandlung geben möchte, kann er dies in privater Praxis tun.

Wenn ein Arzt in einer Gemeinschaftspraxis tätig ist, in der er als einziger Medizin bzw. Behandlungen auf natürlicher Basis verschreibt, kann es vorkommen, dass er seitens der anderen Ärzte gebeten wird, dies seltener zu tun. Zum Glück ändern sich die Zeiten, und mittlerweile werden auch in vielen Gemeinschaftspraxen bereits naturmedizinische Mittel und Maßnahmen angeboten. Zudem lassen sich mehr und mehr Krankenschwestern in Reiki und anderen komplementären Therapiemethoden ausbilden.

Reiki-Behandler, die im Gesundheitswesen tätig sind, tun dies in der Regel in selbstständiger Tätigkeit. Sie haben ihre eigene Berufshaftpflichtversicherung. Derzeit gibt es in Großbritannien kein standardisiertes Zulassungsverfahren für Reiki-Behandler. So kam es dazu, dass die verschiedenen Reiki-Organisationen Großbritanniens von staatlicher Seite aus dazu eingeladen wurden, in der ‚Reiki Regulatory Working Group (RRWG)‘[13] zusammenzukommen, um sich gemeinsam auf einheitliche, nationale Standards für Reiki-Behandler zu einigen, die auf dem Gesundheitsmarkt tätig sind.[14] Die beteiligten Organisationen – darunter die ‚Reiki Association‘[15], ‚The Reiki Alliance‘[16], ‚The Tera-Mai Reiki and Seichem Healers Association‘[17], die ‚Reiki Healers and Teachers Society (RHATS)‘ und die ‚UK Reiki Alliance‘[18] – versprechen sich von diesem Prozess der Selbstregulierung eine höhere Akzeptanz für Reiki im Gesundheitswesen.“[19]

---

13 „The Reiki Regulatory Working Group (RRWG) was set up by representatives of a number of Reiki organisations in collaboration with the Prince of Wales's Foundation for Integrated Health. The RRWG provides a forum for the exchange of views, concerns, standards and best practice with the intention of ‚speaking with one voice‘ in working towards Voluntary Self Regulation of Reiki and creation of the single UK Register of Professional Reiki Practitioners." Quelle: www.reikiregulation.org. uk (Datum: 16.3.2006)

14 Mehr zum Thema „Nationale Standards in Großbritannien" unter: www.ukstandards.org.uk

15 www.reikiassociation.org.uk

16 www.reikialliance.com

17 www.tera-mai.co.uk

18 www.ukreikialliance.co.uk

19 Milly Cain, persönliche Korrespondenz 2006

Kleines Fremdwörter-Lexikon rund um die Medizin

Abdomen. Bauch, Unterleib.

Abszess. Eingekapselte, eitrige Entzündung.

Adipositas. Fettsucht, Fettleibigkeit.

Amenorrhoe. Ausbleiben bzw. Fehlen der menstruellen Blutung.

Anämie. Blutarmut.

Anamnese. Vorgeschichte einer Krankheit nach Angaben des Patienten.

Angina pectoris. Anfallartig auftretender Schmerz hinter dem Brustbein, in Folge einer Erkrankung der Herzkranzgefäße.

Aorta. Hauptschlagader, größte Arterie des Körpers.

Apoplex. Schlaganfall. Ist Folge einer plötzlichen Durchblutungsstörung des Gehirns.

Appendix. Umgangssprachlich als Blinddarm bekannt. Dickdarmanhängsel, Teil des Immunsystems. Bei der Appendizitis (Blinddarmentzündung) kommt es typischerweise zu rechtsseitigen Schmerzen im Unterbauch.

Arterie. Blutgefäß, in dem Blut vom Herzen zu einem Organ oder Gewebe fließt.

Arteriosklerose. Arterienverkalkung.

Arthritis. Gelenkentzündung.

Äskulapstab. Der Stab des griechischen Gottes der Heilkunde, Äskulap (auch: Asklepios). Kann als eine Art Zepter gesehen werden, das symbolisch für die Verbindung zwischen Himmel und Erde steht. Der Stab wird von einer Schlange umwunden. Gilt als Sinnbild für den Heilberuf.

Asthma. Chronische Entzündung und Überempfindlichkeit der Luftröhrenäste. Die Schleimhaut und die glatte Muskulatur der Atemwege reagieren krankhaft auf verschiedene Reize. Die Folgen sind immer wiederkehrende Anfälle von Atemnot, Husten und Kurzatmigkeit.

Autoimmunerkrankung. Erkrankung, bei der sich das Immunsystem gegen Strukturen des eigenen Körpers richtet.

Biopsie. Entnahme einer Gewebeprobe aus dem Körper.

Bradykardie. Verlangsamte Herztätigkeit, d. h. weniger als 60 Schläge pro Minute.

Bronchien. Luftwege, die auf die Luftröhre folgen.

Bypass-Operation. Operation, bei der verengte oder verstopfte Herzkranzgefäße durch eine Umleitung überbrückt werden.

BWS. Abk. für: Brustwirbelsäule.

Colon. Teil des Dickdarms. Der Dickdarm beginnt hinter dem Dünndarm und endet am After. Zwischen Dickdarm und Magen liegt der Dünndarm.

Cortison. Wirkstoff mit stark entzündungshemmender Wirkung. Cortison hat eine ähnliche chemische Struktur wie das körpereigene Hormon Cortisol.

Defibrillation. Behandlungsmethode gegen die lebensbedrohlichen Herzrhythmusstörungen. Durch starke Stromstöße soll die normale Herzaktivität wieder hergestellt werden.

Dehydration. Mangel an Wasser im Körper. Dazu kommt es z. B. durch zu viel Schwitzen bei gleichzeitig zu geringer Flüssigkeitsaufnahme.

Demenz. Verfall der geistigen Leistungsfähigkeit.

Dermatitis. Hautentzündung.

Diabetes mellitus. Zuckerkrankheit.

Diagnostik. Lehre der Bestimmung und Beurteilung von Krankheitsanzeichen.

Diastole. Die auf die Systole folgende Erschlaffung des Herzens, bei der die Herzkammern erneut mit Blut gefüllt werden. Das menschliche Herz ist ein Muskel, der permanent in Bewegung ist. Auf das Zusammenziehen des Herzens (Systole), dem „Auswerfen" des Blutes in den Blutkreislauf, folgt jeweils die Erschlaffung des Herzens (Diastole), bei der die Herzkammern wieder mit Blut gefüllt werden.

Dialyse. Künstliche Blutwäsche. Dient dazu, schädliche Stoffe aus dem Körper zu entfernen. Normalerweise ist dies die Aufgabe der Niere.

Diarrhöe. Durchfall.

EKG . Abk. für: Elektro-Kardiogramm
Dabei werden die elektrischen Aktivitäten des Herzens abgeleitet und in Form von Kurven aufgezeichnet.

Ekzem. Juckende Entzündung der Haut.

Embolie. Verstopfung eines Blutgefäßes.

Emphysem. Luftansammlung im Gewebe.

Enzephalitis. Gehirnentzündung.

Epilepsie. Fallsucht. Vom Gehirn ausgelöstes, anfallartiges Verkrampfen der Muskulatur, das zum Sturz führt.

Erythrozyten. Rote Blutkörperchen. Hauptaufgabe der Erythrozyten ist der Sauerstofftransport.

Gastritis. Magenentzündung.

Gastroenteritis. Magen-Darm-Entzündung.

Gastroskopie. Magenspiegelung.

Hämatom. Bluterguss, Blutbeule, Ansammlung von Blut außerhalb der Blutbahnen.

Hämoglobin. Roter Blutfarbstoff. Wichtiger Bestandteil der roten Blutkörperchen (Erythrozyten).

Hämophilie. Erbliche Störung in der Blutgerinnung. So besteht die Neigung zu schweren, unstillbaren Blutungen ohne bzw. bereits bei geringen Verletzungen. Auch als Bluterkrankheit bekannt.

Helikobakter pylori. Bakterium, das für eine Reihe von Magenkrankheiten verantwortlich ist, bei denen eine verstärkte Ausschüttung von Magensäure auftritt. Während früher bei Entzündungen der Magenschleimhaut entweder Mittel verabreicht wurden, die die Magensäure neutralisieren oder Medikamente, die die Säureproduktion des Magens reduzieren, wird heute zunächst untersucht, ob eine Infektion mit Helikobakter pylori vorliegt. Im Falle einer Infektion ist zunächst eine Behandlung des Bakteriums notwendig.

Hepatitis. Leberentzündung.

Herzinsuffizienz. Herzschwäche.

Hypertonie. Bluthochdruck.

Hypotonie. Niedriger Blutdruck.

HWS. Abk. für: Halswirbelsäule.

Ikterus. Gelbfärbung der Haut, Gelbsucht.

Ileus. Darmverschluss. Zustand, bei dem der Dünn- oder Dickdarm an einer Stelle vollkommen verstopft, also verschlossen ist.

Inkontinenz. Mangelnde Fähigkeit, Harn oder Stuhl zu halten.

Inkubationszeit. Entwicklungszeit (einer Krankheit).

Ischämie. Mangelnde oder fehlende Blutversorgung in einem bestimmten Bereich des Körpers.

Karzinom. Bösartige Krebsgeschwulst.

Kolik. Krampfartig auftretender Schmerz.

Konjunktivitis. Bindehautentzündung des Auges.

Leukämie. Blutkrebs.

Leukozyten. Weiße Blutkörperchen. Als Bestandteil des Immunsystems dienen sie vor allem der Abwehr von Infektionen.

LWS. Abk. für: Lendenwirbelsäule.

Mamma Karzimon. Brustkrebs.

Metastase. Tochtergeschwulst bei Krebserkrankung.

Mykose. Sammelbegriff für durch Pilze hervorgerufene Krankheiten.

Neurodermitis. Ekzem. Entzündliche, chronische Hauterkrankung mit Bläschenbildung.

Nykturie. Vermehrte nächtliche Harnabsonderung, die im Zusammenhang mit bestimmten Krankheiten auftritt.

Ösophagus. Speiseröhre.

Osteomalazie. Knochenerweichung.

Osteoporose. Knochenschwund.

Östrogen. Weibliches Geschlechtshormon.

Pankreas. Bauchspeicheldrüse.

Parkinson-Krankheit. Stoffwechselerkrankung des Stammhirnes. Wird auch als Schüttellähmung bezeichnet.

Pathologie. Lehre von den Krankheiten bzw. von ihrer Entstehung.

Perikard. Herzbeutel. Ummantelung des Herzens.

Placebo. Tablette oder anderes medizinisches Präparat ohne chemische Wirksamkeit. Als Placebo-Effekt bezeichnet man es, wenn solche Tabletten oder Präparate zu einer gesundheitlichen Verbesserung führen, obwohl sie keinerlei Wirkstoffe enthalten. Dies geschieht vermutlich durch Suggestion bzw. Autosuggestion.

Pleuraerguss. Flüssigkeitsansammlung im Brustfellraum, zwischen Lunge und Brustwand.

Pneumonie. Lungenentzündung.

Physiologie. Lehre von den normalen Lebensvorgängen und Funktionen des menschlichen Organismus.

Phytotherapie. Pflanzenheilkunde.

Psoriasis. Schuppenflechte.

Reanimation. Wiederbelebung.

Refluxösophagitis. Entzündung der Schleimhaut der Speiseröhre (Ösophagus). Kommt durch aufsteigende Magensäure zustande. Auf diese Weise entsteht das so genannte Sodbrennen.

Rektum. Letzter Abschnitt des Dickdarms. Der Dickdarm beginnt nach dem Dünndarm und endet am After.

Rheuma. Entzündliche Erkrankung des Bewegungsapparates.

Sepsis. Blutvergiftung durch eingedrungene Krankheitskeime.

Struma. Schilddrüsenvergrößerung, im Volksmund Kropf genannt.

Subkutan. Unter der Haut. Injektionen z. B. werden manchmal subkutan gegeben, d. h. der betreffende Wirkstoff wird dann unter die Haut gespritzt.

Symptom. Krankheitszeichen.

Syndrom. Zusammenkommen vom mehreren Krankheitszeichen.

Systole. Das auf die Diastole folgende Zusammenziehen des Herzens und der damit verbundene Blutauswurf. Das menschliche Herz ist ein Muskel, der permanent in Bewegung ist. Nach der kurzzeitigen Erschlaffung des Herzens, bei der die Herzkammern mit Blut gefüllt werden (Diastole), folgt jeweils das Zusammenziehen des Herzens

(Systole), wobei das Blut wieder in den Blutkreislauf ausgeworfen wird.

Tachykardie. Herzrhythmusstörungen durch zu schnellen Herzschlag.

Testosteron. Männliches Geschlechtshormon.

Thrombozyten. Im Blut vorkommende Zellen, die die Blutgerinnung ermöglichen.

Thrombose. Verschluss eines Blutgefäßes durch ein Blutgerinnsel.

Tinnitus. Krankhafte Ohrgeräusche.

Tonsillen. Teil des Immunsystems im Rachenbereich. Allgemein als Mandeln bekannt.

Toxoplasmose. Infektionskrankheit.

Trachea. Luftröhre.

Transplantation. Verpflanzung von lebenden Geweben.

Tremor. Zittern, z. B. der Hände.

Tumor. Geschwulst, gut- oder bösartig.

Ulkus. Geschwür. Wunde in der Haut oder Schleimhaut.

Uterus. Gebärmutter.

Urämie. Harnvergiftung.

Vaskulär. Die Blutgefäße betreffend.

Zyste. Sackartiger, mit Flüssigkeit gefüllter Hohlraum, im oder am Körper.

Zystitis. Blasenentzündung.

Verzeichnis wissenschaftlicher Publikationen zu Reiki

Studien

Barnett, D. (2005). The effects on the well-being of parents who learn and practice Reiki. *Dissertation Abstracts International, 66(1-B)*, 607.

Brewitt, B., Vittetoe, T. & Hartwell, B. (1997). The efficacy of Reiki hands-on healing: Improvements in spleen and nervous system function as quantified by electrodermal screening. *Alternative Therapies, 3(4)*, 89.

Dressen, L. J. & Singg, S. (1998). Effects of Reiki on pain and selected affective and personality variables of chronically ill patients. *Subtle Energies & Energy Medicine, 9(1)*, 51–82.

Mackay, N., Hansen, S. & McFarlane, O. (2004). Autonomic nervous system changes during Reiki treatment: A preliminary Study. *Journal of Alternative and Complementary Medicine, 10(6)*, 1077–1081.

Olson, K. & Hanson, J. (1997). Using Reiki to manage pain: A preliminary report. *Cancer Prevention & Control, 1(2)*, 108–113.

Olson, K., Hanson, J. & Michaud, M. (2003). A phase II trial of Reiki for the management of pain in advanced cancer patients. *Journal of Pain and Symptom Management, 26(5)*, 990–997.

Potter, P. (2005). Breast biopsy and distress: Testing a Reiki Intervention. *Oncology Nursing Forum, 32(1)*, 170.

Schlitz, M. J. & Braud, W. G. (1985). Reiki plus natural healing: An ethnographic/experimental study. *Psi Research, 4(3/4)*, 100–123.

Shiflett, S. C., Nayak, S., Bid, C., Miles, P. & Agostinelli, S. (2002). Effect of Reiki treatment on functional recovery in patients in post-stroke rehabilitation: A pilot study. *Journal of Alternative and Complementary Medicine, 8(6)*, 755–763.

Shore, A. G. (2004). Long-term effects of energetic healing on symptoms of psychological depression and self-perceived stress. *Alternative Therapies in Health and Medicine, 10(3)*, 42–48.

Wardell, D. W. & Engebretson, J. (2001). Biological correlates of Reiki touchsm healing. *Journal of Advanced Nursing, 33(4)*, 439–445.

Wetzel, W. S. (1989). Reiki healing: A physiological perspective. *Journal of Holistic Nursing, 7*, 47–54.

Wiesendanger, H. (1999). *Heilen ohne Grenzen? Der „Fernheil-Test" 1998 mit 55 Heilern aus sieben Ländern und 120 chronisch Kranken.* Schönbrunn: Lea.

Wirth, D. P., Brenlan, D. R., Levine, R. J. & Rodriguez, C. M. (1993). The effect of complementary healing therapy on postoperative pain after surgical removal of impacted third molar teeth. *Complementary Therapies in Medicine, 1,* 133–138.

Wirth, D. P., Chang, R. J., Eidelman, W. S. & Paxton, J. B. (1996). Haematological indicators of complementary healing intervention. *Complementary Therapies in Medicine, 4,* 14–20.

Wirth, D. P. & Cram, J. R. (1994). The psychophysiology of nontraditional prayer. *International Journal of Psychosomatics, 41, 1–4,* 68–75.

Unveröffentlichte Studien

Bucholtz, R. A. (1996). The use of Reiki therapy in the treatment of pain in rheumatoid arthritis. Unveröffentlichte Master's thesis, University of Wisconsin-Oshkosh.

Harder, M. (2003). Zur paranormalen Informationsvermittlung mit Fernreiki. Unveröffentlichte Diplomarbeit, Philipps-Universität Marburg.

Thornton, L. M. (1991). Effects of energetic healing on female nursing students. Unveröffentlichte Master's thesis, California State University, Fresno.

Reviews

Astin, J. A., Harkness, E. & Ernst, E. (2000). The efficacy of „distant healing": A systematic review of randomized trials. *Annals of Internal Medicine, 132, 11,* 903–910.

Benor, D. (2001). *Spiritual healing. Scientific validation of a healing revolution.* Southfield, MI: Vision Publications.

Benor, D. (2002). *Spiritual healing. Scientific validation of a healing revolution. Professional Supplement.* Southfield, MI: Vision Publications.

Ebneter, M., Binder, M. & Saller, R. (2001). Fernheilung und klinische Forschung. *Forschende Komplementärmedizin und Klassische Naturheilkunde, 8,* 274–287.

Ernst (2003). Distant healing – an „update" of a systematic review. *Wiener Klinische Wochenschrift, 115(7–8),* 241–245.

Miles, P. & True, G. (2003). Reiki – Review of a biofield therapy. History, theory, practice, and research. *Alternative Therapies in Health and Medicine, 9, 2*, 62–72.

Petry, J. J. (2000). Surgery and complementary Therapies: A review. *Alternative Therapies in Health and Medicine, 6(5)*, 64–74.

Wirth, D. P. & Cram, J. R. (1997). Multisite surface electromyography and complementary healing intervention: A comparative analysis. *Journal of Alternative and Complementary Medicine, 3(4)*, 355–364.

Sonstige wissenschaftliche Publikationen

Alandydy, P. & Alandydy, K. (1999). Using Reiki to support surgical patients. *Journal of nursing care quality, 13(4)*, 89–91.

Bacon, M. M. (1997). The Effects of Therapeutic Touch on state anxiety and physiological measurements in preoperative clients. Master's thesis (vermutlich unpubliziert), San Jose State University, San Jose, California. Die Arbeit soll in den *Dissertation Abstracts International* zu finden sein, genauere Quellenangaben macht Benor (2001, S. 280 & 523) jedoch nicht.

Kumar A, R. & Kurup, P. A. (2003). Changes in the isoprenoid pathway with transcendental meditation and Reiki healing practices in seizure disorder. *Neurology India, 51(2)*, 211–214. (Internet-Version unter: http://www.bioline.org.br/request?ni03066)

Mansour, A. A., Beuche, M., Laing G., Leis A. & Nurse, J. (1999). A study to test the effectiveness of placebo Reiki standardization procedures developed for a planned Reiki efficacy study. *Journal of Alternative and Complementary Medicine, 5(2)*, 153–164.

Miles, P. (2003). Preliminary report on the use of Reiki for HIV-related pain and anxiety. *Alternative Therapies in Health and Medicine, 9, 2*, 36.

Olson, K., Michaud, M. & Hanson, J. (2000). A phase II trial of Reiki for the management of pain in cancer patients. *Journal of Palliative Care, 16(3)*, 65.

Schmehr, R. (2003). Enhancing the treatment of HIV/AIDS with Reiki training and treatment. *Alternative Therapies in Health and Medicine, 9(2)*, 120–121.

Shore, A. L. G. (2002). The Long-term effects of energetic healing on symptoms of psychological depression and self-perceived stress. *Dissertation Abstracts International, 63(3-B)*, 1575.

Wirth, D. P. & Barrett, M. J. (1994). Complementary Healing Therapies. *International Journal of Psychosomatics, 41, 1–4,* 61–67.

Wirth, D. P., Richardson, J. T. & Eidelsman, W. S. (1996). Wound healing and complementary therapies: A review. *Journal of Alternative and Complementary Medicine, 2(4),* 493–502.

Reiki-Studien im Überblick

Autoren	Jahr	Qualität			Ergebnisse
Wetzel	1989	Kontrolliert, Mängel	- -	++	2 von 2 Messgrößen signifikant oder hochsignifikant
Brewitt, Vittetoe & Hartwell	1997	Nicht kontrollierter prä-post-Vergleich	- -	0	Ergebnisse unklar
Olson & Hanson	1997	Nicht kontrollierter prä-post-Vergleich	- -	++*	2 von 2 Messgrößen hochsignifikant
Dressen & Singg	1998	Kontrolliert, randomisiert, verblindet	+	++	4 von 12 Messgrößen hochsignifikant, 2 signifikant
Wardell & Engebretson	2001	Nicht kontrollierter prä-post-Vergleich	- -	+	1 von 10 Messgrößen signifikant
Shiflett, Nayak, Bid, Miles & Agnostelli	2002	Kontrolliert, randomisiert, doppelblind	++	-	0 von 2 Messgrößen signifikant
Olson, Hanson & Michaud	2003	Kontrolliert, randomisiert, Mängel	-	+	2 von 15 Messgrößen signifikant
Mackay, Hansen & McFarlane	2004	Kontrolliert, randomisiert, verblindet	+	+	1 von 7 Messgrößen signifikant
Barnett	2005	Kontrolliert, randomisiert, vermutlich verblindet	0	-	0 von 7 Messgrößen signifikant
Potter	2005	Kontrolliert, randomisiert	0	0	Nicht interpretierbar
Schlitz & Braud	1985	Kontrolliert, randomisiert, doppelblind, Mängel	-	-	0 von 1 Messgrößen signifikant
Wirth, Brenlan, Levine & Rodriguez	1993	Kontrolliert, randomisiert, doppelblind	++	++	1 von 2 Messgrößen hochsignifikant, 1 unklar

	Jahr		Studie		Ergebnis
Wirth & Cram	1994	++	Kontrolliert, randomisiert, doppelblind	++*	Hochsignifikant
Wirth, Chang, Eidelman & Paxton	1996	+	Kontrolliert, randomisiert, doppelblind, Mängel	++*	1 von 14 Messgrößen hochsignifikant
Wiesendanger	1999	- -	Kontrolliert, randomisiert, Mängel	++	1 von 1 Messgrößen hochsignifikant
Shore	2004	+	Kontrolliert, randomisiert, doppelblind, Mängel	++	Hochsignifikant
Thornton	1991	-	Kontrolliert, ansonsten unbekannt	-	0 von 3 Messgrößen signifikant
Bucholtz	1996	0	Kontrolliert, randomisiert, verblindet; Mängel	-	0 von 2 Messgrößen signifikant
Harder	2003	++	Kontrolliert, randomisiert, doppelblind	-	0 von 1 Messgrößen signifikant

Anmerkungen: Aufgeführt sind alle Harder bekannt gewordenen experimentellen Studien, in denen die Wirksamkeit von Reiki untersucht wird. Im ersten Abschnitt der Tabelle finden sich Studien zur Direktbehandlung, im zweiten Studien zur Fernbehandlung und im dritten unpublizierte Studien.

Die Qualität der Untersuchungen wurde von Harder auf einer fünfstufigen Skala eingeschätzt, in der - - für massive Mängel, - für erhebliche Mängel, 0 für deutliche Mängel, + für leichte Mängel und ++ für fast fehlerfreie Studien steht.

Bei den Ergebnissen steht - - für signifikant negative Ergebnisse, - für nicht signifikante Ergebnisse, 0 für unklare bzw. widersprüchliche Ergebnisse, + für signifikant positive Ergebnisse und ++ für mindestens eine hochsignifikant positive oder mehr als 50 % einfach signifikant positive Messgröße(n).

Um die Vergleichbarkeit der Studien zu gewährleisten, wurden sämtliche Ergebnisse von Harder erst eingeschätzt, nachdem eine Anpassung des Signifikanzniveaus (Bonferroni-Korrektur) vorgenommen wurde, worauf die Verfasser selber in den meisten Fällen verzichtet hatten.

* Veränderte Einschätzung gegenüber Harders Diplomarbeit (S. 52).

171

Literaturverzeichnis

Bücher

Asistent, Niro Markoff: *„Das heilende Ja. Die Geschichte meiner AIDS-Heilung"*, Aquamarin Verlag, Grafing 1993

Baginski, Bodo J. / Sharamon, Shalila: *„Reiki. Universale Lebensenergie"*, Synthesis Verlag, Essen 1994

Barnett, Libby / Chambers, Maggie: *„Reiki. Energie-Medizin"*, Synthesis Verlag, Essen 1998

Benor, Daniel: *„Spiritual healing. Scientific validation of a healing revolution"*, Vision Publications, Southfield, MI 2001 (USA)

Birnbaum, Raoul: *„Der heilende Buddha. Heilung und Selbstheilung – eine Einführung in das altbewährte, psychosomatische Heilsystem des Buddhismus"*, Gondrom Verlag, Bindlach 1990

Bischof, Marco: *„Tachyonen, Orgonenergie, Skalarwellen"*, AT-Verlag, Aarau (CH) 2002

Bischof, Marco: *„Biophotonen. Das Licht in unseren Zellen"*, Zweitausendeins, Frankfurt am Main 1999

Brock, F.-E.: *„Handbuch der Naturheilkundlichen Medizin"*, ecomed Verlagsgesellschaft, 2001

Chopra, Dr. Deepak: *„Die Rückkehr des Rishi. Ein Arzt auf der Suche nach dem, was uns wirklich heilt"*, Econ Verlag, Düsseldorf 1997

de Wit, Han F.: *„Die verborgene Blüte. Über die psychologischen Hintergründe der Spiritualität"*, Verlag Via Nova, Petersberg 1998

Edwards, Harry: *„Wege zur Geistheilung"*, Verlag Hermann Bauer, Freiburg im Breisgau 1999

Günther, Horst H. / Marché, Angelika: *„Reiki. Energie aus eigener Hand"*, Kösel Verlag, München 2005

Hay, Louise L.: *„Liebe deinen Körper. Positive Affirmationen für einen gesunden Körper"*, Lüchow Verlag, Berlin 1990

Hermes, Kirsten: *„Medical Wellness"*, Verlag Dr. Rüdiger Martienß, Schwarzenbek 2005

Hosak, Mark / Lübeck, Walter: *„Das große Buch der Reiki-Symbole"*, Windpferd Verlag, Aitrang 2004

Illich, Ivan: *„Die Nemesis der Medizin"*, Rowohlt Verlag, Reinbek 1983

Isert, Helmut: *„Alternative Wege der Heilung"*, Lüchow Verlag, Stuttgart 2005

Janich, Peter: *„Kleine Philosophie der Naturwissenschaften"*, Verlag C. H. Beck, München 1997

Kelly, Maureen J.: *„Reiki and the Healing Buddha"*, Lotus Press, Wisconsin 2000 (USA)

Klatt, Oliver: *„Die Reiki-Systeme der Welt"*, Windpferd Verlag, Aitrang 2005

Kuby, Clemens: *„Heilung. Das Wunder in uns"*, Kösel Verlag, München 2005

McFadyen, Mary: *„Die Heilkraft des Reiki"*, Rowohlt Taschenbuch Verlag, Reinbek 2003

Obrecht, Andreas J.: *„Die Welt der Geistheiler"*, Böhlau Verlag, Wien, Köln, Weimar 2000

Obrecht, Andreas J.: *„Die Klienten der Geistheiler"*, Böhlau Verlag, Wien, Köln, Weimar 2000

Pellegrino-Estrich, Robert: *„Der Wunderheiler. Die Lebensgeschichte von Joao de Deus"*, Earth Oasis Verlag, Norderstedt 2004

Protin, André: *„Aikido"*, Kösel Verlag, München 1994

Rand, William Lee: *„Reiki. The healing touch. First and second degree manual"* (JRT & Hayashi Healing Guide Edition), Vision Publications, Southfield, MI 2000

Rieger, Dr. med. Berndt: *„Traditionelle Europäische Medizin"*, Herbig Verlag, München 2005

Stahl, Dieter: *„Gesund und fit durch Reiki"*, Oesch Verlag, Zürich 2001 (CH)

Taniguchi, Dr. Masaharu: *„Leben aus dem Geiste"*, Verlag Hermann Bauer, Freiburg im Breisgau 1994

Tilmann, Dr. med. Barbara G. / Iding, Doris: *„Erkennen, was krank macht. Intuitiv den Weg der Heilung finden"*, Kösel Verlag, München 2003

Tohei, Koichi: *„Das Ki-Buch"*, Werner Kristkeitz Verlag, Leimen 1989

Tohei, Koichi: *„Ki im täglichen Leben"*, Werner Kristkeitz Verlag, Leimen 1990

Weniger, Gerd-Christian: *„Projekt Menschwerdung"*, Spektrum Akademischer Verlag, Heidelberg/Berlin 2003

Wiesendanger, Dr. Harald (Hrsg.): *„Geistiges Heilen in der ärztlichen Praxis"*, Lea Verlag, Schönbrunn 2003

Wiesendanger, Dr. Harald: *„Das große Buch vom Geistigen Heilen"*, Lea Verlag, Schönbrunn 2000

Wilmanns, Juliane C. / Schmitt, Günther: *„Die Medizin und ihre Sprache"*, ecomed verlagsgesellschaft, Landsberg/Lech 2002

sowie:

„Arzt und Patient im Spiegel der Weisheit", SKV-Edition, Lahr (Schwarzwald) 1994

„Das Hausbuch der Zitate und Weisheiten", Verlagsunion Erich Pabel-Arthur Moewig, Rastatt 1992

„Der menschliche Körper", Bechtermünz Verlag, Augsburg 1997

„Encyclopaedia Anatomica", Museo La Specola Florence, Taschen, Köln 2001

„Für mehr Geist und Seele im Gesundheitswesen", Publikation des Dachverbandes Geistiges Heilen e.V. (DGH), Heidelberg 2005

Artikel

Abeling, Marion: *„Reiki und Schulmedizin – zwei Welten begegnen sich"* in: Reiki Magazin, Ausgabe 4/2001, S. 44–45

Bischof, Marco: *„Was ist Feinstofflichkeit?"* in: KGS Berlin, Ausgabe 2/2005, S. 19–21

Blank, Ruth: *„Reiki in der Pflege – ein Projektversuch"* in: Reiki Magazin, Ausgabe 3/2001, S. 22–25

Böhme, Gernot: *„Alternative Formen des Wissens im Bereich der Medizin"* in: Brock, F.-E. (Hrsg.): Handbuch der Naturheilkundlichen Medizin, ecomed Verlagsgesellschaft, Landsberg 1998, I-2

Buengner, Peter von: *„Fernheilung im Visier der Wissenschaft"* in: CoMed, Ausgabe 11/03, S. 1

Buengner, Peter von: *„Kraft der Gebete doppelblind, randomisiert bestätigt"* in: HPN/DFA 3/05, S. 58–59

Gerasch, Verona: *„Ärzte, Patienten, Heiler und die Sache mit der Eigenverantwortung"* in: DGH-Info, 3/2005, S. 18–19

Gruber, Jutta: *„Heilung in Zeiten integraler Kultur"* in: KursKontakte, Ausgabe 129, Okt./Nov. 2003, S. 18–19

Harbott, Susanne: *„Celler Lungenfachärzte arbeiten Hand in Hand mit Reikimeister"* in: Cellesche Zeitung, 12.1.2006

Kaiser, Jens: *„Reiki und Sport"* in: Reiki Magazin, Ausgabe 1/2003, S. 13–15

Kindler, Jürgen: *„Sieg vor dem Bundesverfassungsgericht!"* in: Reiki Magazin, Ausgabe 3/2004, S. 14–18

Klatt, Oliver: *„„200 Jahre gesund werden' – wenn Schulmedizin und Reiki sich begegnen"* in: Reiki Magazin, Ausgabe 4/2001, S. 38–43

Klatt, Oliver: *„Reiki und Schulmedizin – ein integrativer Ansatz"* / Interview mit Norbert Lindner, in: Reiki Magazin, Ausgabe 3/2002, S. 13–15

Koziel, Annett: *„„Reiner Zufall' – vom Hochleistungssport zum Reiki"* in: Reiki Magazin, Ausgabe 1/2004

List, Gesine: *„Krankheit, Vertrauen und Reiki"* in: Reiki Magazin, Ausgabe 3/2003, S. 18–19

McDaniel, Barbara: *„Reiki und Schulmedizin – ein Interview mit Pamela Miles"* in: Reiki Magazin, Ausgabe 4/2003, S. 22–23

Miles, Pamela / True, Gala: *„Reiki – Review of a biofield therapy. History, theory, practice, and research"* in: Alternative Therapies, 9, 2, page 62–72

Pape, Stephan: *„Reiki contra Skepsis – ein Referat an der Hamburger Uni"* in: Reiki Magazin, Ausgabe 3/2001, S. 26–28

Regler, Sylvia-Manuela: *„Reiki als begleitende Therapie im ‚Qualifizierten Drogenentzug'"* in: Reiki Magazin, Ausgabe 4/2002, S. 12–14

Regler, Sylvia-Manuela: *„Eine Medizin der Zukunft"* in: Reiki Magazin, Ausgabe 2/2003, S. 19–21

Röder, Iris: *„Reiki in der Krebstherapie"* in: Reiki Magazin, Ausgabe 1/2005, S. 24–26

Röder, Iris: *„Klinikmodell mit Zukunft"* in: Reiki Magazin, Ausgabe 2/2005, S. 18–19

Röttcher, Thomas: *„Phänomen Fernheilung unter der Lupe"* in: Reiki Magazin, Ausgabe 4/2003, S. 18–21

Schneider, Wolf: *„Wissenschaft & Hokuspokus"* in: Connection Spirit, Februar 2006, S. 3

Teßmann, Gabriele: *„Reiki als begleitende Therapie im ‚Alkohol-Turbo-Entzug'"* in: Reiki Magazin, Ausgabe 4/2004, S. 22–25

Thor, Dr. med. Susanne: *„Brenda oder das Anders-Sein in der Medizin"* in: Deutsches Ärzteblatt, Jg. 101, Heft 19, 7. Mai 2004, A 1348–1349

Treugut, PD Dr. med. Hendrik: *„Was ist Energetische und Informationsmedizin. Eine Standortbestimmung"*, verfügbar als Download auf der Website der

Deutschen Gesellschaft für Energetische und Informationsmedizin e.V. (DGEIM), www.dgeim.de / Stichwort: Publikationen

Willich, Stefan N. / Girke, Matthias / Hoppe, Jörg-Dietrich / Kiene, Helmut / Klitzsch, Wolfgang / Matthiessen, Peter F. / Meister, Peter / Ollenschläger, Günter / Heimpel, Hermann: *„Schulmedizin und Komplementärmedizin. Verständnis und Zusammenarbeit müssen vertieft werden"* in: Deutsches Ärzteblatt, Jg. 101, Heft 19, 7. Mai 2004, A 1314–1319

Websites

www.dgh-ev.de
Website des Dachverbandes Geistiges Heilen e. V. (DGH). Der Verband setzt sich für die Integration geistiger Heilweisen in das Gesundheitssystem ein, führt entsprechende Forschungsprojekte durch und klärt über Möglichkeiten und Grenzen geistig-spirituellen Heilens auf.

www.healing-echo.org
Website der Europäischen Vereinigung der Heilerorganisationen (ECHO). Der Dachverband wurde gegründet, um die Kräfte von Heilerorganisationen verschiedener europäischer Länder zu vereinigen und mit einer Stimme gegenüber europäischen Politikern aufzutreten.

www.dgeim.de
Website der Deutschen Gesellschaft für Energetische und Informationsmedizin e.V. (DGEIM). Die Gesellschaft versteht sich als ein fachübergreifender Zusammenschluss von engagierten Wissenschaftlern, Ärzten und Physikern, Therapeuten, Anwendern und Interessenten der Energy Medicine und deren Umfeld aus dem deutschsprachigen Raum.

www.reiki-magazin.de
Website des deutschsprachigen Reiki Magazins. Es stehen zahlreiche Artikel online, die über die Zusammenarbeit Reiki-Praktizierender mit Schulmedizinern und Kliniken berichten.

www.reiki-organisation.de
Website der Fördergemeinschaft Reikipraktizierender e. V. (FGR). Die Vereinigung versteht sich als Interessenvertretung von Reiki-Praktizierenden aller drei Grade, die eine korrekte Ausbildung in der traditionellen Reiki-Linie des Dr. Mikao Usui nachweisen können.

www.reiki-alliance-deutschland.de
Website des Reiki Alliance Deutschland e. V. Die RAD ist eine Vereinigung von Reiki-Meistern, die das Usui-System des Reiki in der Linie Usui, Hayashi, Takata und Furumoto praktizieren und lehren. Ein Ziel der Vereinigung ist es, Klarheit in der öffentlichen Wahrnehmung des Usui-Systems zu schaffen, im Einklang mit dem gesellschaftlichen und gesetzlichen Umfeld im deutschsprachigen Raum.

www.frankfurter-gespraeche.de
Website der „Frankfurter Gespräche – Dachverband für freie beratende und gesundheitsfördernde Berufe e.V.". Informeller Zusammenschluss von Verbänden und Organisationen aus dem Bereich der freien Lebensberatung.

www.psi-tage.ch
Website der „Basler Psi-Tage". Seit 1982 findet in Basel (Schweiz) jährlich ein Kongress zu verschiedenen Themen aus dem Bereich der Parapsychologie statt. Im Rahmen dieser Kongressreihe wird alle zwei Jahre der „Weltkongress für Geistiges Heilen" veranstaltet.

www.heilertagung.de
Website der seit 2001 in Berlin jährlich stattfindenden Heilertagung.

www.dialogforum-pluralismusindermedizin.de
Website des „Dialogforums Pluralismus in der Medizin", das im Jahr 2000 unter Mitwirkung des Präsidenten der Bundesärztekammer, Professor Dr. med. Dr. h. c. Jörg-Dietrich Hoppe, gegründet wurde. Das Forum will innerhalb der Ärzteschaft einen kritischen Dialog zwischen den unterschiedlichen Richtungen in der Medizin ermöglichen.

www.aerzteblatt.de
Website des Deutschen Ärzteblattes. Mit umfangreichem, frei zugänglichem Archiv, das viele Artikel enthält, die in dieser medizinischen Fachzeitschrift erschienen sind.

www.quantec.ch
Website der Quantec Consulting, einem Zusammenschluss von Beratern, die mit instrumenteller Biokommunikation arbeiten. Enthält Beiträge über wissenschaftliche Studien zum Thema Fernheilung.

www.marcobischof.com
Website des freischaffenden Wissenschaftlers und Wissenschaftsautors Marco Bischof, mit Fach-Artikeln, u. a. zum Bereich der Energiemedizin.

www.reikiinmedicine.org
Website der US-amerikanischen Reiki-Meisterin Pamela Miles (in englischer Sprache). Pamela Miles arbeitet in den USA eng mit Schulmedizinern zusammen. Verschiedene Artikel und Studien von ihr zu diesem Thema stehen online / Stichwort: References and Resources, dann: Articles

Informationen zu den Autoren

Oliver Klatt, geb. 1967, praktiziert das Usui-System des Reiki seit 1994 und gibt sein über viele Jahre hinweg erworbenes Wissen als Reiki-Meister in seinen Seminaren sowie als Buchautor und Dozent weiter. Zudem betreut er als Chefredakteur das Reiki Magazin und verfasst Artikel über Reiki und verwandte Themen für diverse Zeitschriften, darunter Connection Spirit, Body&Mind und das englischsprachige Reiki Magazine International. Sein erstes Buch, „Die Reiki-Systeme der Welt" (ebenfalls bei Windpferd erschienen), behandelt die Geschichte des Usui-Systems des Reiki und stellt die vielfältigen Formen dar, die das Usui-System im Laufe der Zeit angenommen hat. Website: www.einfach-nur-reiki.de

Norbert Lindner, geb. 1967, lernte Reiki 1994 nach einer schwer entzündlichen Darmerkrankung kennen und wurde 1996 zum Reiki-Meister ausgebildet. Seitdem lehrt er hauptberuflich das Usui-System des Reiki. In seiner Tätigkeit als Reiki-Meister sammelte er langjährige Erfahrungen in Krankenhäusern, Arztpraxen sowie als Gastdozent an der Universität Potsdam. Seit 2004 ist er als Heilpraktiker mit dem Schwerpunkt Allergien und Nahrungsmittelunverträglichkeiten in eigener Praxis in Berlin und Brandenburg tätig. Bundesweit gibt er Seminare zum Thema „Reiki und Schulmedizin", die sich an Reiki-Praktizierende richten, die aktiv die Zusammenarbeit mit Medizinern suchen. Website: www.lindner-reiki.de

Koautoren

Prof. Fritz Wallner, Universitätsprofessor für Philosophie und Wissenschaftstheorie an der Universität Wien. Entwicklung eines alternativen Systems der Wissenschaftstheorie, des sog. „Konstruktiven Realismus" (CR), der in über 60 Ländern zur internationalen Diskussion gestellt wurde. Seit zwei Jahrzehnten Forschung im Bereich der Traditionellen Chinesischen Medizin. Viele einschlägige Publikationen (Übersetzungen in 14 Sprachen) und Vorträge auf internationalen Kongressen. Co-Direktor des Instituts für Medizin und Wissenschaftstheorie an der TCM-Universität Peking. Website: www. univie.ac.at/constructive-realism

Prof. Dr. med. Günter H. Gunia, Facharzt für Allgemeinmedizin, umfangreiche TCM-Ausbildung in China, Leiter des Zentrums für TCM und Integrative Medizin der St. Hedwig Kliniken Berlin von 09/01–09/03,

Leiter und Gründer des Johanniter-Ausbildungszentrums in Bramsche von 1997–2001, Hon. Prof. an der Universität Potsdam, Dozent für TCM an der Charité bis 09/03 und an der Universität Potsdam, 2. Vorsitzender u. Ressortleiter Forschung und Lehre der ATCÄ bis 2003. Website: www. gunia-akupunktur.de

Jürgen Kindler, Herausgeber des Reiki Magazins, Reiki-Meister seit 1989, Mit-Organisator des Reiki-Festivals Gersfeld von 1994–98, Vorstandsmitglied 'The Reiki Alliance' von 1996–98, Consultant, Coach. Website: www. reiki-magazin.de

Weitere Mitwirkende

Moritz Harder, Diplom-Psychologe, 2. Grad Reiki. Reiki-Forschung.

Die Diplomarbeit von Moritz Harder, auf die Kapitel 7 dieses Buches aufbaut, ist gegen einen Unkostenbeitrag unter folgender Adresse erhältlich: Moritz Harder, Sonnenhang 4, D-35094 Lahntal, E-Mail: Moritz-Harder@web.de

Karfried Kessler, Reiki-Meister, lebte 12 Jahre in Brasilien und bildete dort rd. 2.500 Menschen in Reiki aus. Buchveröffentlichungen in Brasilien, Portugal und Spanien. Gründer des brasilianischen Reiki Magazins 'Via Reiki' und des 'Sozialen Reiki-Programms'. Seit 2004 als Reiki-Lehrer in Deutschland tätig. Initiator des 'Sozialen Reiki e. V.' Website: www.viareiki.net

Beate Hoffmann, Reiki-Meisterin, Meditationslehrerin, Aura-Soma-Therapeutin. Mitglied der 'Fédération Francophone de Reiki Usui'. Lebt in Frankreich. Website: www.aela.fr

Pamela Miles, Reiki-Meisterin, Buchautorin („Reiki: A Comprehensive Guide", erschienen bei Tarcher/Penguin, 2006). Lebt in den USA. Website: www. ReikiInMedicine.org

Lynette Kirkman, Reiki-Behandlerin und -Meisterin, lebt in Australien. Vorstandsmitglied 'Reiki Australia'. Website: www.reikiaustralia.com.au

Milly Cain, Reiki-Meisterin, lebt in Großbritannien.

Das Projekt
„Reiki und Schulmedizin"

Oliver Klatt und Norbert Lindner haben das gemeinsame Ziel, das Usui-System des Reiki Medizinern und Patienten näher zu bringen. Zu diesem Zweck vermitteln sie zwischen Krankenhäusern, Arztpraxen, Senioreneinrichtungen, Pflegeheimen, Wellnesseinrichtungen etc., die Reiki in ihr therapeutisches Angebot integrieren möchten, und qualifizierten Reiki-Lehrern und -Behandlern, die in entsprechender Weise tätig werden möchten. Um eine hohe Qualifikation der vermittelten Reiki-Lehrer und -Behandler zu gewährleisten, werden dabei Personen vermittelt, die entweder Mitglied in einer der beiden traditionell orientierten, deutschen Reiki-Vereinigungen sind (Reiki Alliance Deutschland e. V. und Fördergemeinschaft Reikipraktizierender e. V.) oder die Oliver Klatt und Norbert Lindner persönlich als erfahrene Reiki-Lehrer bzw. -Behandler bekannt sind.

Weitere Informationen zu dem Projekt „Reiki und Schulmedizin" und zu der Vermittlungstätigkeit von Oliver Klatt und Norbert Lindner zwischen Medizinern, Patienten und Reiki-Lehrern bzw. -Behandlern finden Sie auf der Website:

www.reiki-und-schulmedizin.de

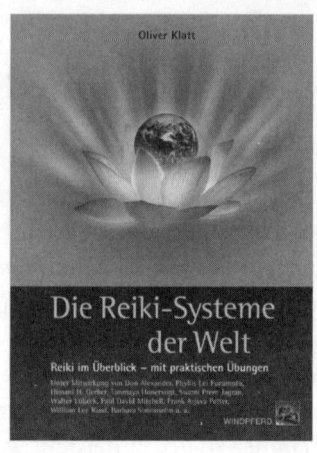

Oliver Klatt

Die Reiki-Systeme der Welt

Reiki im Überblick – mit praktischen Übungen

Der erste umfassende Überblick über die weltweit führenden Reiki-Systeme mit ihren praktischen Übungen.

Entstanden unter Mitwirkung von Don Alexander, Phyllis Lei Furumoto, Himani H. Gerber, Tanmaya Honervogt, Swami Prem Jagran, Walter Lübeck, Paul David Mitchell, Frank Arjava Petter, William Lee Rand, Barbara Simonsohn und vielen anderen. Oliver Klatt hat in Zusammenarbeit mit den führenden Reiki-Meistern der Welt ein Buch geschrieben, das mit Begeisterung aufgenommen werden wird. Erstmals kann sich der Leser über weltweit bekannte und anerkannte Reiki-Systeme grundlegend informieren und diese in ihren Gemeinsamkeiten und insbesondere auch Unterschieden anhand praktischer Beispiele und Übungen nachvollziehen.

272 Seiten · ISBN 3-89385-465-7 · www.windpferd.de

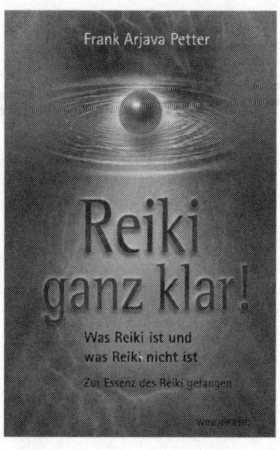

Frank Arjava Petter

Reiki ganz klar!

Was Reiki ist und was Reiki nicht ist

Frank Arjava Petter öffnet uns den Blick in seine Reiki-Schatztruhe und teilt mit uns die Erfahrungen und Techniken, die seine Seminare zu einem Erlebnis machen. Wie öffne ich mich und schaffe Platz in mir für die Reiki-Energie? Was heißt eigentlich Energiearbeit? Wie gehe ich mit Krisen um? Inklusive vieler hilfreicher Tipps für das Unterrichten von Reiki und Anregungen, welche Kenntnisse in den verschiedenen Graden vermittelt werden sollten.

Aus der Reinheit des Herzens heraus geschrieben, rückt dieses Buch vieles an seinen Platz und beantwortet häufig gestellte Fragen.

Dabei räumt Frank Arjava Petter auch mit etlichen Mythen auf, die sich in den letzten Jahren in der Reiki-Küche zusammengebraut haben.

Praktisch, pragmatisch, humor- und liebevoll – ein wunderbarer Begleiter, um mit Reiki im Hier und Jetzt zu sein!

176 Seiten · ISBN 3-89385-497-5 · www.windpferd.de